Islem Ouanes
Mongi Mekki

**Les sténoses congénitales de l'œsophage chez l'enfant**

Islem Ouanes
Mongi Mekki

# Les sténoses congénitales de l'œsophage chez l'enfant

## A propos de 10 cas

**Presses Académiques Francophones**

**Impressum / Mentions légales**
Bibliografische Information der Deutschen Nationalbibliothek: Die Deutsche Nationalbibliothek verzeichnet diese Publikation in der Deutschen Nationalbibliografie; detaillierte bibliografische Daten sind im Internet über http://dnb.d-nb.de abrufbar.
Alle in diesem Buch genannten Marken und Produktnamen unterliegen warenzeichen-, marken- oder patentrechtlichem Schutz bzw. sind Warenzeichen oder eingetragene Warenzeichen der jeweilgen Inhaber. Die Wiedergabe von Marken, Produktnamen, Gebrauchsnamen, Handelsnamen, Warenbezeichnungen u.s.w. in diesem Werk berechtigt auch ohne besondere Kennzeichnung nicht zu der Annahme, dass solche Namen im Sinne der Warenzeichen- und Markenschutzgesetzgebung als frei zu betrachten wären und daher von jedermann benutzt werden dürften.

Information bibliographique publiée par la Deutsche Nationalbibliothek: La Deutsche Nationalbibliothek inscrit cette publication à la Deutsche Nationalbibliografie; des données bibliographiques détaillées sont disponibles sur internet à l'adresse http://dnb.d-nb.de.
Toutes marques et noms de produits mentionnés dans ce livre demeurent sous la protection des marques, des marques déposées et des brevets, et sont des marques ou des marques déposées de leurs détenteurs respectifs. L'utilisation des marques, noms de produits, noms communs, noms commerciaux, descriptions de produits, etc, même sans qu'ils soient mentionnés de façon particulière dans ce livre ne signifie en aucune façon que ces noms peuvent être utilisés sans restriction à l'égard de la législation pour la protection des marques et des marques déposées et pourraient donc être utilisés par quiconque.

Coverbild / Photo de couverture: www.ingimage.com

Verlag / Editeur:
Presses Académiques Francophones
ist ein Imprint der / est une marque déposée de
OmniScriptum GmbH & Co. KG
Heinrich-Böcking-Str. 6-8, 66121 Saarbrücken, Deutschland / Allemagne
Email: info@presses-academiques.com

Herstellung: siehe letzte Seite /
Impression: voir la dernière page
**ISBN: 978-3-8381-4579-2**

Zugl. / Agréé par: Monastir, Faculté de medecine de Monastir, Université de Monastir, 2004

Copyright / Droit d'auteur © 2014 OmniScriptum GmbH & Co. KG
Alle Rechte vorbehalten. / Tous droits réservés. Saarbrücken 2014

# INTRODUCTION — 1

# ETUDE THEORIQUE — 2

1- Historique : — 2

2- Embryologie : — 2

   *2.1- Organogenèse normale* — 2

   *2.2- Anomalies de développement de l'œsophage :* — 4

3- Pathogénie : — 6

4- Anatomie pathologique : — 7

   *4.1- La sténose par hétérotopie trachéo-bronchique :* — 7

   *4.2- La sténose par diaphragme membraneux :* — 8

   *4.3- La sténose par hypertrophie fibro-musculaire :* — 8

   *4.4- Autres formes exceptionnelles de sténose congénitale :* — 9

5- Classification de Ramesh : — 9

6- Conséquences de la sténose congénitale de l'œsophage : — 10

7- Diagnostic différentiel : — 10

   *7.1- La sténose peptique :* — 11

   *7.2- La sténose caustique :* — 12

   *7.3- Les sténoses oesophagiennes d'origine extrinsèques :* — 12

   *7.4- Achalasie de l'œsophage :* — 13

   *7.5- Autres causes de sténose œsophagienne :* — 13

# PATIENTS ET METHODES — 14

# RESULTATS — 16

1- Age de début de la symptomatologie : — 16

2- Age au moment du diagnostic : — 16

3- Sexe : — 16

| | |
|---|---|
| 4- Fréquence : | 16 |
| 5- Etude clinique : | 16 |
| 6- Examens complémentaires : | 17 |
| *6.1- Transit oesogastroduodénal :* | *17* |
| *6.2- Endoscopie :* | *20* |
| *6.3- Autres examens complémentaires* | *21* |
| 7- Malformations associées : | 21 |
| 8- Histologie : | 21 |
| 9- Classification de Ramesh : | 25 |
| 10- Traitement : | 26 |
| *10.1- Chirurgie* | *26* |
| *10.2- Dilatation oesophagienne :* | *26* |
| 11- Complications : | 27 |
| *11.1- Complications de la chirurgie :* | *27* |
| 11.2- Complications de la dilatation : | 31 |
| 12- Coût du traitement | 33 |
| 13- Evolution à moyen et long termes : | 34 |
| 14- Recul : | 34 |
| | |
| **COMMENTAIRES** | **36** |
| **1- Epidémiologie :** | **36** |
| 2- Etude clinique : | 38 |
| 3- Examens complémentaires : | 39 |
| *3.1- TOGD :* | *39* |
| *3.2- La fibroscopie oesogastrique :* | *40* |

| | |
|---|---|
| *3.3- L'écho endoscopie oesophagienne :* | *41* |
| *3.4- Autres examens :* | *42* |
| 4- Malformations associées : | 43 |
| 5- Diagnostic positif : | 44 |
| 6- Traitement : | 45 |
| *6.1- Moyens :* | *45* |
| *6.2- Indications thérapeutiques :* | *48* |
| *6.3- Particularités thérapeutiques en fonction du type histologique :* | *51* |
| 7- Complications : | 54 |
| *7.1- Complications du traitement chirurgical :* | *54* |
| *7.2- Complications de la dilatation :* | *56* |
| 8- Evolution à moyen et long termes: | 59 |
| **CONCLUSION** | 61 |
| **REFERENCES** | **I** |

## Introduction

La sténose congénitale de l'œsophage (SCO), comme a été définie par Nihoul-Fékété en 1987, comme une sténose intrinsèque due à une malformation congénitale de la paroi œsophagienne qui n'est pas nécessairement symptomatique à la naissance (1).

Trois types anatomiques de sténose congénitale de l'œsophage sont habituellement décrits :

- la sténose par hétérotopie trachéo-bronchique ;
- la sténose par hypertrophie fibro-musculaire ;
- la sténose par un diaphragme membraneux.

C'est l'une des causes les plus rares de sténose œsophagienne de l'enfant. Seulement 600 cas ont été publiés dans la littérature.

L'âge et les circonstances de découverte sont très variés, ce qui rend le diagnostic difficile. La certitude diagnostique n'est obtenue que par l'examen anatomopathologique de la pièce opératoire. En absence de cet examen (malades non opérés), un faisceau d'arguments cliniques, radiologiques et endoscopiques permet d'orienter vers l'origine congénitale de la sténose œsophagienne.

Le traitement des sténoses congénitales de l'œsophage repose sur trois méthodes : la chirurgie, la dilatation instrumentale ou la résection endoscopique.

Le but de notre travail est d' :

☞ Etudier les aspects épidémiologiques, cliniques et diagnostiques de la SCO ;

☞ Etablir une stratégie thérapeutique ;

☞ Evaluer l'évolution à moyen et long termes.

## Etude théorique

**1- Historique :**

Blasius était le premier à mentionner l'entité de sténose congénitale de l'œsophage en 1674. En 1826, Rossi a rapporté un cas de sténose œsophagienne distale par une membrane (in (2)).

En 1920, Ashby a trouvé une sténose par hypertrophie fibro-musculaire à l'autopsie d'un patient parmi cinq présentant une sténose œsophagienne (in(3)). En 1928, Abel a rapporté le traitement avec succès d'un diaphragme membraneux (in(2)).

En 1936, Frey et Duschel ont décrit le premier cas de SCO par hétérotopie trachéo-bronchique chez une fille de 19 ans traitée pour méga œsophage. La seconde observation d'hétérotopie a été publiée en 1956 chez un adulte de 52 ans souffrant de dysphagie intermittente depuis l'âge de 3 ans (in (4)).

En 1955, Overton a rapporté le premier cas de SCO distale associée à une atrésie de l'œsophage et à une fistule oeso-trachéale (in (5)). En 1987, Nihoul-Fékété a définit la SCO comme étant « une sténose intrinsèque due à une malformation congénitale de la paroi œsophagienne » (1).

En 2001, Ramesh et al (6) ont proposé une classification se basant sur le type anatomopathologique de la SCO en association avec d'autres malformations de l'intestin antérieur.

**2- Embryologie :**

*2.1- Organogenèse normale :*

L'ébauche œsophagienne dérive de l'endoblaste du tube embryonnaire pharyngien dès la fin de la $3^{ème}$ semaine ($21^{ème}$-$22^{ème}$ jour) chez l'embryon (7).

L'histogenèse de l'œsophage est relativement précoce. De multiples modifications épithéliales se succèdent. L'épithélium est d'abord mince et pauci stratifié. Il présente vers la $7^{ème}$ - $8^{ème}$ semaine une intense prolifération et devient pluristratifié

*Etude théorique*

entraînant un rétrécissement important puis ultérieurement une disparition complète de la lumière œsophagienne. Il persiste cependant des espaces acellulaires qui vont croître, restaurant une lumière unique vers la $10^{ème}$ semaine date à partir de laquelle l'œsophage atteint sa taille définitive par rapport aux organes voisins. Simultanément, apparaissent à la partie moyenne de l'œsophage des îlots d'épithélium cylindriques ciliés qui s'étendent pour recouvrir finalement l'ensemble du tube. Cet épithélium est remplacé progressivement à partir du $4^{ème}$ mois par un épithélium malpighien pluristratifié (5, 7).

Le diverticule respiratoire apparaît au début de la $4^{ème}$ semaine de vie intra-utérine ($23^{ème}$ jour) à la jonction intestin pharyngien - partie caudale de l'intestin antérieur. La séparation entre la trachée et l'œsophage se fait grâce au développement du septum trachéo-œsophagien (STO), véritable voûte de l'organogenèse locale. Ceci explique le double aspect œsophagien et trachéal que peut prendre l'anomalie malformative.

Trois phénomènes successifs qui se déroulent à la fin de la $4^{ème}$ semaine de vie intra-utérine vont être à l'origine de la séparation définitive des conduits aérien et digestif (Fig. 1 et 2) :

- o Apparition des sillons latéraux depuis la région pharyngée jusqu'au renflement trachéo-bronchique ;
- o Prolifération des berges de la gouttière laryngo-trachéale au niveau du bourgeon trachéo-bronchique ;
- o Multiplication cellulaire rapide faisant converger les berges qui se rejoignent en amont. La gouttière se forme par migration craniale vers le pharynx de cette prolifération cellulaire.

Le septum trachéo-œsophagien est d'abord cellulaire, puis les deux membranes basales s'invaginent de part et d'autre jusqu'à leur coalescence médiane.

Le mésenchyme migre progressivement pour compléter finalement la séparation entre la trachée et l'œsophage.

L'élongation trachéale, craniale et caudale, et surtout l'élongation œsophagienne, uniquement craniale, font progresser le septum de façon ascendante jusqu'au pharynx du $27^{ème}$ au $32^{ème}$ jour (8-10).

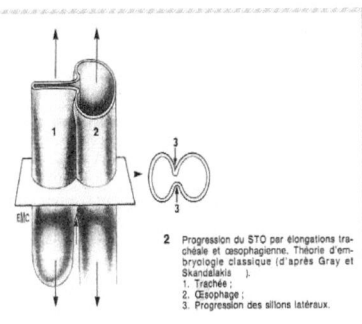

**Figure. 1** : *Progression du septum tachéo-oesophagien par élongation trachéale et oesophagienne.*
*(D'après Gray et Skandalakis et al) (in (9))*

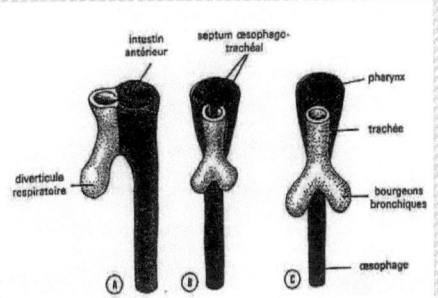

**Figure. 2** : *Stades successifs du développement du diverticule oeso-trachéal au cours du cloisonnement de l'intestin antérieur.*
*A : Fin de la $3^{ème}$ semaine.*
*B et C : Au cours d*e *la $4^{ème}$ semaine.*
*(D'après Langman et al) (in (5))*

2.2- Anomalies de développement de l'œsophage :

Selon Gray et Skandalakis (9), il serait plus difficile de « préserver un œsophage » que de « former une trachée ». En fonction de l'anomalie de développement du STO, on décrit différents types de malformations (Fig. 3) :

✓ L'échec de séparation oeso-trachéale :
- Complète : réalise une communication oeso-trchéale totale.
- Haute : réalise un diastème laryngé.
- Intermédiaire : correspond à des fistules multiples oeso-trachéales.

- ✓ L'absence de la trachée est une malformation rarissime.
- ✓ L'absence de l'œsophage peut réaliser plusieurs aspects :
    - Différenciation complète en trachée.
    - Plage épithéliale stratifiée à la face postérieure de la trachée.
    - 2 culs de sac (hypo pharynx et cardia) reliés par une bande fibreuse.
    - Atrésie segmentaire.
- ✓ L'atrésie oesophagienne peut être :
    - pure (5%), segmentaire ou en diaphragme membraneux.
    - associée à une fistule oeso-trachéale.
- ✓ La fistule sans atrésie.
- ✓ *La sténose congénitale de l'œsophage.*
- ✓ Autres anomalies : kyste para œsophagien, duplication tubulaire, diverticule congénital.

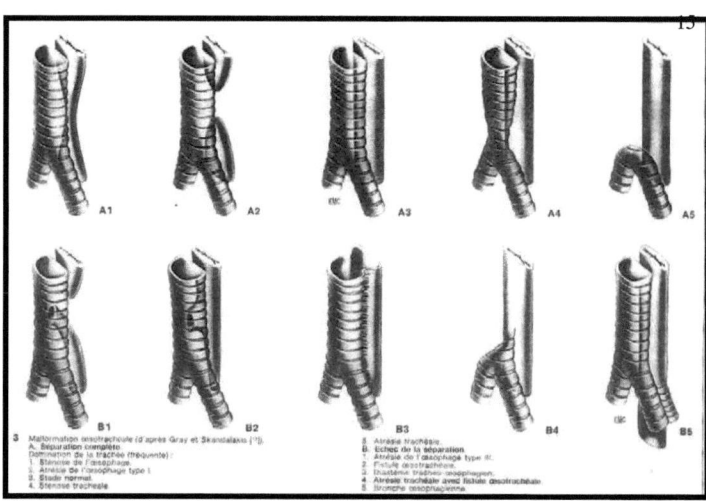

***Figure. 3*** *: Anomalies du développement trachéo-œsophagien (in (9)).*

**3- Pathogénie :**

La pathogénie de la SCO n'est pas jusqu'à maintenant bien connue. De nombreuses hypothèses étiopathogéniques expliquant le mécanisme de l'anomalie qui conduit à une SCO ont été avancées (8, 10, 11), mais elles ne font pas l'unanimité.

*3.1- Théorie embryologique :*

Elle postule qu'un stress intra-utérin ou une anoxie durant les premiers mois de la gestation peut être à l'origine d'un défaut de séparation de l'ébauche trachéo-bronchique. Ce défaut de séparation entraînerait la séquestration de cellules à potentiel trachéo-bronchique dans la paroi de l'œsophage, puis celles-ci seraient entraînées au niveau du tiers inférieur par le processus normal de la croissance (4, 7, 12). Toutefois, quelques cas de SCO hautes sont rapportés dans la littérature (13). Cette théorie expliquant l'hétérotopie trachéo-bronchique est admise par la plupart des auteurs. Cependant, l'étiopathogénie du diaphragme membraneux est moins claire. Elle serait secondaire à un échec de la recanalisation de la lumière œsophagienne après la phase temporaire de cordon plein entre la $7^{ème}$ et la $10^{ème}$ semaines de gestation (5, 7). L'hypertrophie fibro-musculaire serait une séquelle cicatricielle d'une ulcération œsophagienne anténatale.

*3.2- Hypothèse génétique :*

Elle se base sur la fréquence élevée de la SCO dans quelques familles (14, 15), et son association à d'autres anomalies génétiques, notamment la trisomie 21 (1).

*3.3- Théorie de la dénervation peptidergique et nitrinergique :*

Elle a été proposée en 1995 par Singaram et al (16). Celui-ci a rapporté que l'étude histologique et immuno-histochimique chez deux adultes jeunes présentant une SCO intéressant tout l'œsophage a montré une perte quasi-totale des neurones nitrinergiques avec une infiltration neutrophilique des plexus myentériques. Les caractéristiques neuropathologiques observées dans le corps de l'œsophage de ces deux patients ressemblent à celles décrites dans le sphincter inférieur de l'œsophage en cas d'achalasie.

Ces résultats supposent qu'une perte immune de l'innervation nitrinergique entraînerait des désordres sévères caractérisés par l'échec de la relaxation segmentaire du tube digestif.

Cette théorie proposée à partir de deux cas très particuliers de SCO (intéressant la totalité de l'œsophage) mérite d'être vérifiée par d'autres études sur des SCO localisées (habituelles).

## 4- Anatomie pathologique :

Seule l'étude anatomopathologique de la pièce de résection de la sténose peut apporter la preuve formelle de son origine congénitale car les biopsies endoscopiques sont superficielles et n'intéressent que la muqueuse qui a habituellement un aspect normal en cas de SCO (4).

Les anomalies histologiques observées varient en fonction du type anatomique de la sténose :

### *4.1- Sténose par hétérotopie trachéo-bronchique :*

C'est la forme la plus caractéristique de la SCO. Elle se définit par la présence anormale d'un tissu d'origine trachéale dans la paroi œsophagienne. Il peut s'agir de : Cartilage, de glandes trachéo-bronchiques ou d'épithélium cilié type respiratoire. Elle se localise au niveau du tiers inférieur et préférentiellement au niveau de l'œsophage terminal (4, 11, 17, 18). La muqueuse a généralement une architecture normale mais elle s'invagine par endroits pour former des petits kystes intra pariétaux parfois recouverts d'un épithélium cilié de type respiratoire. La sous muqueuse contient des îlots glandulaires séro-muqueux analogues aux glandes trachéo-bronchiques et il existe fréquemment, des îlots cartilagineux enchâssés dans la musculeuse, voire de véritables anneaux parfois pratiquement circulaires (Fig. 4) et macroscopiquement palpables. De façon plus inconstante, on trouve des follicules lymphoïdes analogues au tissu amygdalien dans l'épaisseur de la paroi œsophagienne (7, 9, 19).

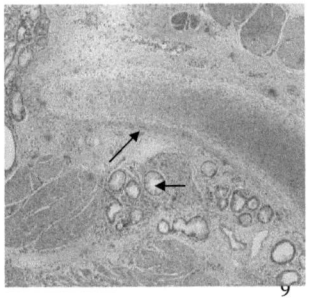

**Figure. 4** : Sténose congénitale de l'œsophage par hétérotopie trachéo-bronchique, véritable anneau cartilagineux (↗), avec des glandes trachéo-bronchiques (←). D'après Amae et al (20).

### 4.2- Sténose par diaphragme membraneux :

La lumière œsophagienne est réduite par un diaphragme muqueux percé d'un orifice habituellement excentré ou qui réalise des valves muqueuses en « nid de pigeon ». La sténose prend l'aspect d'une membrane circulaire souple, tendue et infranchissable avec une muqueuse généralement saine (7, 9, 18). Elle siège le plus souvent au niveau du tiers moyen de l'œsophage et plus rarement au niveau de son tiers inférieur. Le diaphragme est habituellement fin mais résistant. Il est constitué d'une muqueuse et d'une sous muqueuse et il est recouvert sur ses deux faces par un épithélium malpighien (5, 21-23).

### 4.3- Sténose par hypertrophie fibro-musculaire :

Il s'agit d'une sténose fibreuse ou cicatricielle qui serait une séquelle d'une ulcération œsophagienne anténatale.

La sténose est d'étendue variable et siège le plus souvent au tiers inférieur de l'œsophage. Elle se caractérise sur le plan histologique par une hypertrophie de la musculaire muqueuse et une fibrose de la sous muqueuse à l'origine du rétrécissement œsophagien alors que l'épithélium est normal (Fig. 5)

L'intégrité de l'architecture de la paroi et plus particulièrement de la musculeuse différencie nettement ce type lésionnel de celui observé dans les sténoses peptiques cicatrisées (7, 9, 18).

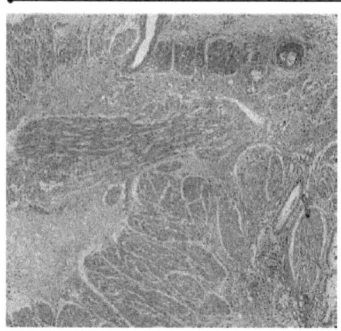

***Figure. 5 :*** *Aspect histologique habituel de la sténose par hypertrophie fibro-musculaire. D'après Amae et al (20).*

*4.4- Autres formes exceptionnelles de sténose congénitale :*

A coté de ces trois principaux types, la sténose peut être due à :

- Un défaut de développement de la muscularis mucosae avec un anneau musculaire hypertrophique (24).

- Une atrésie membraneuse (type IV de Kluth (10)) dont la frontière avec la sténose par diaphragme muqueux est très floue : les deux culs de sac muqueux sont juxtaposés bout à bout, sans discontinuité de la paroi œsophagienne. Si ce diaphragme n'est pas complet, la lésion fait partie des sténoses congénitales (25).

- Une atrésie manquée qui siège à la place habituelle d'une atrésie de l'œsophage (D3-D4), se caractérisant par deux culs de sac supérieur et inférieur qui sont en contact ou même chevauchent et communiquent entre eux, la fistule oeso-trachéale inférieure oblitérée ne persiste que sous forme d'un reliquat fibreux (26).

**5- Classification de Ramesh: (6)**

Ramesh et ses collaborateurs ont proposé en 2001 une classification de la sténose congénitale de l'œsophage se basant sur le type de la sténose et son éventuelle association avec d'autres anomalies de la séparation de l'intestin antérieur :

➢ **Type I** : *SCO isolée de type segmentaire :*

*Etude théorique*

      a. Sténose par hétérotopie trachéo-bronchique.
      b. Sténose fibro-musculaire.
➤ **Type II** : *SCO isolée en diaphragme* type diaphragme membraneux.
➤ **Type III** : *Lésions combinées* :
      a. Sténose segmentaire de la partie distale par rapport à une atrésie œsophagienne et une fistule trachéo-œsophagienne.
      b. Sténose segmentaire de la partie distale de l'œsophage par rapport à un diaphragme membraneux.

Cette classification proposée peut aider à dépasser une éventuelle confusion des terminologies utilisées pour la description des différentes lésions.

### 6- Conséquences de la sténose congénitale de l'œsophage :

En absence de traitement, la sténose congénitale de l'œsophage peut exposer à :

➤ Un retard de croissance, une déshydratation voire une dénutrition.
➤ Des complications respiratoires à type de broncho-pneumopathies récidivantes dues aux accidents d'inhalation répétés de débris alimentaires.
➤ Des accidents de blocage alimentaire nécessitant parfois l'extraction du corps étranger en urgence.
➤ La dégénérescence qui reste exceptionnelle. En effet, un seul cas a été rapporté en 2002 par Tabira et al (27) chez un sujet de 65 ans ayant une dysphagie depuis la naissance. Il a été traité par des séances de dilatation depuis l'âge de 20 ans, puis opéré à l'âge de 65 ans : œsophagectomie trans-hiatale. L'examen histologique de la pièce opératoire a montré une sténose congénitale par hypertrophie fibro-musculaire avec un carcinome épidermoide peu différencié.

### 7- Diagnostic différentiel :

L'anamnèse et le contexte clinique permettent parfois de reconnaître rapidement la cause d'une sténose de l'œsophage en milieu pédiatrique telle qu'une sténose caustique, une sténose dans le cadre d'une épidermolyse bulleuse (28) ou d'autres causes exceptionnelles.

Le problème qui se pose parfois est de préciser l'origine d'une sténose découverte sur un transit œsophagien demandé dans le cadre du bilan d'une dysphagie chronique ou de vomissements non améliorés par le traitement médical.

*7.1- La sténose peptique :*

L'apparition d'une sténose peptique est directement liée à l'incompétence de la jonction gastro-œsophagienne qui provoque un reflux du liquide gastrique créant ainsi une irritation sévère ou une ulcération de la muqueuse œsophagienne qui est hautement sensible à l'action des secrétions acides peptiques.

Elle représente le diagnostic différentiel principal de la sténose congénitale du tiers inférieur de l'œsophage. Certains arguments permettent de faire la différence :

➜ Sur le plan histologique, on note une inflammation portant sur tous les plans avec une atteinte de la musculeuse et une organisation fibreuse des lésions.

➜ Sur le plan radiologique, il s'agit d'un rétrécissement, le plus souvent régulier, d'aspect tubulaire, concentrique en défilé, portant parfois sur un segment assez long, filiforme en ficelle. L'œsophage sous structural est irrégulier, généralement court et peut se confondre avec la muqueuse gastrique tubuleuse sous-jacente. On peut y retrouver parfois une image d'encoche en faveur d'un ulcère (5).

➜ Sur le plan endoscopique, l'aspect de la sténose peptique est très particulier. Le rétrécissement apparaît sous la forme d'une sténose annulaire, circonférentielle, habituellement souple mais ulcéro-hémorragique. Sa limite supérieure est nette et son aspect est souvent cicatriciel avec une muqueuse porcelaine qui saigne au contact des sondes. S'il est possible de franchir la sténose, on trouve une œsophagite d'aval (29, 30).

Outre les arguments sus-cités, c'est parfois l'évolution qui permet de faire la différence. Contrairement à ce qu'on observe dans les sténoses congénitales, les dilatations seules n'entraînent jamais d'amélioration durable d'une sténose peptique tant que le RGO n'est pas corrigé chirurgicalement (7).

### 7.2- La sténose caustique :

Elle ne pose le problème de diagnostic différentiel que lorsque l'anamnèse ne retrouve pas la notion d'ingestion de produit caustique. L'histoire ne remonte jamais à la période néonatale et le patient ne rapporte aucune symptomatologie fonctionnelle antérieure. Les lésions sont en général étendues, d'aspect irrégulier, transformant l'œsophage en un cordon cicatriciel (9).

### 7.3- Les sténoses œsophagiennes d'origine extrinsèque :

Selon la définition de Nihoul-Fékété (1), la sténose congénitale de l'œsophage est une anomalie intrinsèque de la paroi œsophagienne, ce qui élimine donc les sténoses d'origine extrinsèque qui peuvent être dues à :

➔ *Une duplication de l'œsophage ou un kyste para œsophagien* :

Les duplications œsophagiennes sont de deux types, tubulaires ou kystiques :

- Les duplications tubulaires sont exceptionnelles. Elles réalisent une duplication complète ou partielle de l'œsophage et de l'estomac, et peuvent être de siège intra mural.

- Les duplications kystiques représentent 95% des duplications œsophagiennes. Le kyste, rarement communiquant, peut être extra-œsophagien mais adhérant à l'œsophage, ou intra-mural. Leur volume est variable et leur contenu est constitué des sécrétions de la muqueuse qui les tapissent.

Les kystes bronchogéniques à muqueuse ciliaire respiratoire, avec ou sans îlots cartilagineux, auraient la même origine embryologique que les sténoses par hétérotopie trachéo-bronchique. Ils sont souvent situés aux 2/3 inférieurs de l'œsophage.

Dans ces deux pathologies, la tomodensitométrie et le transit œsogastrique contribuent au diagnostic (29).

➔ *Une compression extrinsèque par une malformation vasculaire* (anomalie des arcs aortiques) est habituellement reconnaissable sur le transit baryté.

Elle peut être confirmée par des explorations complémentaires (échographie cardiaque, angio-scanner, angio-IRM…) (29, 31).

### 7.4- L'achalasie de l'œsophage :

Il s'agit d'une sténose oesophagienne fonctionnelle. Le diagnostic de méga œsophage idiopathique se discute devant certaines sténoses de l'œsophage terminal. Dans ce cas l'endoscopie œsophagienne trouve une sténose franchissable et la manométrie fait le diagnostic en montrant l'absence de relaxation du sphincter inférieur de l'œsophage à la déglutition (7, 32).

### 7.5- Autres causes de sténose œsophagienne :

➜ Les tumeurs de l'œsophage sont exceptionnelles et le plus souvent bénignes. Elles peuvent être sous-muqueuses (neurofibromes, papillome..) ou pédiculées.

➜ Les sténoses infectieuses (mycosiques, bactériennes) et les sténoses inflammatoires secondaires à une épidermolyse bulleuse ou une ulcération de Barrett peuvent êtres discutées (28, 29, 33).

➜ Enfin, certaines sténoses cicatricielles, secondaires à une ulcération œsophagienne infectieuse ou traumatique si une sonde œsophagienne a été posée en période néonatale par exemple, peuvent avoir tous les aspects d'une sténose congénitale. Leur guérison après dilatation et l'absence de documents histologiques laisseront persister un doute diagnostique sans conséquence sur l'enfant qui sera guéri (5, 33).

# Patients et Méthodes

Notre étude analytique rétrospective a porté sur 10 patients traités pour sténose congénitale de l'œsophage dans le service de chirugie pédiatrique du CHU Fattouma Bourguiba de Monastir entre 1985 et 2002

L'origine congénitale de cette sténose a été confirmée chez 3 patients par l'examen anatomopathologique et chez 3 autres par sa découverte à la période néonatale en association avec une atrésie de l'œsophage. Elle a été retenue chez les 4 autres patients sur les critères d'inclusion décrits dans la littérature.

Ces critères sont la présence sur le transit œsophagien d'une image de sténose fixe sur les différents clichés, sans aucune histoire antérieure d'irradiation médiastinale, d'ingestion caustique, de prise médicamenteuse provoquant une œsophagite, d'épidermolyse bulleuse, ou d'autre condition de développement d'une sténose œsophagienne, avec l'absence d'évidence d'œsophagite par l'examen endoscopique et/ou anatomopathologique.

Les données nécessaires pour réaliser ce travail rétrospectif ont été recueillies à partir des dossiers cliniques, de comptes-rendus radiologiques, opératoires et endoscopiques. Les informations ont été recueillies sur une fiche comportant :

- ✓ L'identification du malade (N°dossier, nom, âge, sexe, date de naissance, origine).
- ✓ Les antécédents.
- ✓ Les circonstances de découverte.
- ✓ La symptomatologie fonctionnelle.
- ✓ Les données de l'examen physique.
- ✓ Les examens complémentaires.
- ✓ Les caractéristiques de la sténose (siège, étendue et type).
- ✓ Les malformations associées.

*Patients et méthodes*

- ✓ Le traitement : méthode, suites immédiates.
- ✓ Le résultat anatomopathologique.
- ✓ L'évolution à moyen et à long termes.

Les patients qui ont été perdus de vue ont été convoqués pour :

➜ Un interrogatoire.
➜ Un examen physique.
➜ Un TOGD et/ou une fibroscopie de contrôle.

Notre étude analytique rétrospective a porté sur 10 patients traités pour sténose congénitale de l'œsophage dans le service de chirurgie pédiatrique du CHU Fattouma Bourguiba de Monastir entre 1985 et 2002.

# Résultats

### 1- Age de début de la symptomatologie :

L'âge de début des signes de nos patients a varié de la naissance à 15 mois. La découverte a été néonatale dans les suites opératoires d'une atrésie de l'œsophage opérée à J1 de vie dans 3 cas. Pour les 7 autres patients, l'âge moyen de début des signes a été de 6 mois et demi.

### 2- Age au moment du diagnostic :

L'âge de nos patients au moment du diagnostic de la SCO a varié de la période néonatale à 14 ans. En dehors des 3 cas découverts dans les suites immédiates de la cure d'une atrésie de l'œsophage (ou la moyenne d'âge était de 7 jours), l'âge moyen de découverte pour les 7 autres cas a été de 5 ans et demi.

### 3- Sexe :

Nos malades se répartissent en 5 filles et 5 garçons soit un sex-ratio =1.

### 4- Fréquence :

Durant la période d'étude qui s'est étalée de 1985 à 2002, on a relevé :
- ➡ 340 cas d'atrésie de l'œsophage, ce qui représente une sténose congénitale de l'œsophage pour 34 atrésies.
- ➡ 42 cas de sténose peptique.
- ➡ 41 cas de sténose caustique.
- ➡ 17 cas d'achalasie.

L'origine congénitale constitue ainsi une cause rare de sténose de l'œsophage dans notre région.

### 5- Etude clinique :

*5.1- Circonstances de découverte :*

- Chez 3 de nos patients, la SCO a été de **découverte fortuite** dans les suites opératoires immédiates de la cure d'une atrésie de l'œsophage par le transit œsophagien fait vers le $6^{ème}$ - $8^{ème}$ jour post-opératoire pour vérifier la perméabilité et l'étanchéité de l'anastomose œsophagienne.

- Chez les 7 autres patients, **la dysphagie** était le signe clinique dominant ayant conduit à la découverte de la SCO. Cette dysphagie intéressait les solides dans 6 cas et même les liquides (aphagie) dans un cas.

En fait la dysphagie a été retrouvée chez tous nos malades à un moment donné du suivi évolutif (pas nécessairement au début).

*5.2- Signes cliniques :*

Outre la dysphagie, les autres signes cliniques retrouvés ont été :
- Des vomissements : 8 cas.
- Un blocage œsophagien d'un corps étranger : 6 cas.
- Une symptomatologie respiratoire : 6 cas, dont 3 cas de broncho-pneumopathie récidivante, 2 cas de broncho-alvéolite et un cas de bronchite.

**6- Examens complémentaires :**

*6.1- Transit oeso-gastro-duodénal :*

Tous nos patients ont eu au moins deux TOGD qui ont permis de confirmer la présence d'une sténose de l'œsophage, d'étudier ses caractéristiques, de rechercher un éventuel RGO associé et de suivre son évolution.

*6.1.1- Nombre et siège de la sténose :*

La sténose était unique dans 9 cas et double chez un patient, soit 11 sténoses chez 10 patients.

Etant donné le caractère exceptionnel et particulier de la double SCO, on a jugé utile de détailler cette observation.

B. H. S est une fille qui a été opérée à J1 de vie (le 18-10-1996) pour atrésie de l'œsophage type III. L'exploration per opératoire de l'œsophage était sans particularité et les suites immédiates étaient simples. L'opacification œsophagienne faite à J7 post opératoire (Fig. 6) a montré une double sténose des tiers moyen et inférieur avec une anastomose bien perméable, sans RGO. L'examen endoscopique a montré deux sténoses à 15 et 18 cm des arcades dentaires avec une muqueuse normale. La patiente a eu 3 séances de dilatation aux bougies, mais l'évolution a été marquée par l'apparition d'une dysphagie aux solides avec un retard staturo-pondéral. Le TOGD, fait à l'âge de 2 ans, a montré la persistance d'une seule sténose du tiers inférieur de l'œsophage avec dilatation en amont. L'enfant a eu par la suite 7 séances de dilatation pneumatique sur une période de 4 ans. L'évolution a été favorable avec disparition de la dysphagie et correction de la courbe pondérale malgré l'apparition d'un RGO qui a été traité médicalement. La fibroscopie a montré un œsophage de morphologie normale sans sténose ni œsophagite. L'étude pH métrique sur 24 heures réalisée le 27-5-2002 a montré un tracé normal. Le TOGD de contrôle fait en 2003 (Fig. 7) a conclu à un œsophage de calibre normal avec persistance d'une discrète sténose du tiers inférieur, sans dilatation sus jacente ni RGO.

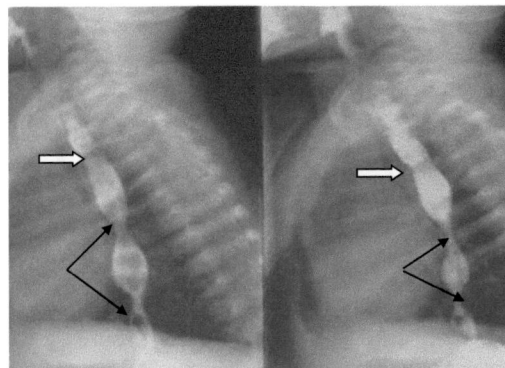

***Figure. 6*** : *Double sténose congénitale des tiers moyen et inférieur de l'œsophage( → ) avec anastomose perméable ( ⇒ ).*

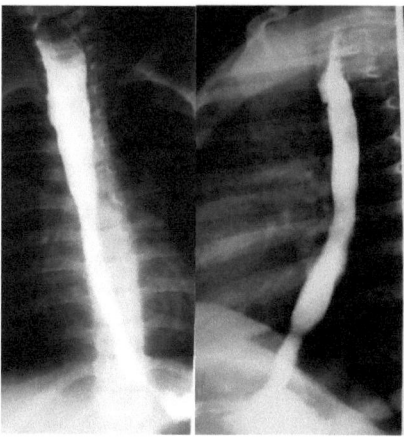

*Figure. 7 : TOGD après dilatation pneumatique : œsophage de calibre normal avec persistance d'une discrète sténose du tiers*

Le siège de la sténose était (Fig. 8) :
- ➡ Le tiers inférieur de l'œsophage chez 6 patients (60%).
- ➡ La jonction tiers moyen – tiers inférieur dans un cas (10%).
- ➡ Le tiers moyen dans un cas (10%).
- ➡ Le tiers supérieur dans un cas (10%).
- ➡ La double sténose a intéressé les tiers moyen et inférieur de l'œsophage.

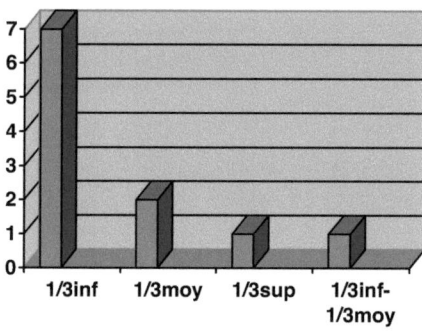

*Figure. 8 : Répartition des sténoses en fonction du siège.*

### 6.1.2- Etendue de la sténose :

Elle était variable de 5 à 20 mm (Fig. 9).

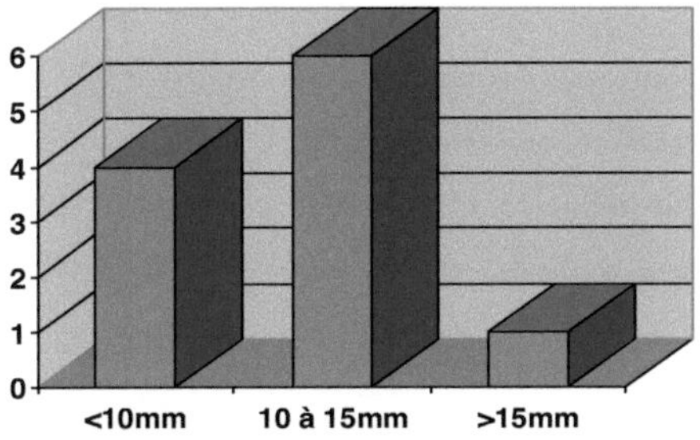

*Figure. 9 : Répartition des sténoses en fonction de l'étendue.*

### 6.1.3- Aspect :

L'aspect de la sténose était régulier, centré pour tous les patients. La sténose était sténose serrée avec une dilatation sus-jacente chez un patient, et courte avec une image d'arrêt nette du 1/3 moyen de l'œsophage chez un autre.

### 6.1.4- RGO associé :

Deux patients avaient un RGO associé documenté par le premier TOGD sur lequel la sténose a été découverte. Il s'agissait dans les deux cas d'une SCO associée à une atrésie de l'œsophage et dont le diagnostic a été fait entre le $6^{ème}$ et le $8^{ème}$ jour post-opératoires.

### 6.2- Endoscopie :

L'examen endoscopique a été pratiqué chez 8 patients. Il s'agissait d'une :

#### 6.2.1- Fibroscopie oesogastrique : 7 cas.

Elle n'a pas montré d'œsophagite chez ces patients et la sténose était infranchissable dans deux cas témoignant de son caractère serré.

#### 6.2.2- Oesophagoscopie :

Elle a été réalisée chez 5 patients. Elle avait pour indication l'extraction d'un corps étranger bloqué au niveau de la sténose chez deux patients et elle était concomitante aux dilatations par bougies chez les trois autres.

### *6.3- Autres examens complémentaires :*

- Un **scanner thoracique** a été pratiqué chez un patient pour éliminer une compression extrinsèque de l'œsophage puisque le TOGD initial a montré une empreinte au niveau du 1/3 moyen de l'œsophage évoquant une anomalie des arcs aortiques.
- D'autres examens complémentaires (échographie cardiaque, échographie rénale) ont été pratiqués de façon systématique à la recherche de malformations associées chez les trois patients opérés pour atrésie de l'œsophage associée à la sténose congénitale.

**7- Malformations associées :**

Quatre malformations ont été notées chez trois patients sur 10, soit 30% des cas. Il s'agissait dans tous les cas d'une atrésie de l'œsophage type III, associée dans un cas à une agénésie radiale bilatérale.

**8- Histologie :**

L'examen anatomopathologique a été pratiqué chez 4 patients et a intéressé :
- Une biopsie muqueuse per-endoscopique qui a montré des lésions d'œsophagite chronique en rapport avec la stase alimentaire.
- La pièce de résection œsophagienne pour trois cas traités chirurgicalement. Chez ces patients, l'étude histologique a confirmé le diagnostic de sténose congénitale de l'œsophage en montrant :
  - Un diaphragme membraneux tapissé d'un épithélium malpighien sain dans un cas.
  - Une hétérotopie trachéo-bronchique chez deux patients, avec du tissu cartilagineux chez un patient et des glandes trachéo-bronchiques chez l'autre.

*Résultats*

Etant donnée la rareté et la spécificité de l'hétérotopie trachéo-bronchique, on a jugé intéressant de détailler ces deux observations :

### ✒ *Observation N° 8 :*

Ben H.H est une fille qui a consulté pour la première fois à l'âge de 1 an 9 mois. Elle présentait depuis l'âge de 15 mois des régurgitations et des vomissements.

Le TOGD du 24-12-1996 a montré une sténose du 1/3 inférieur de l'œsophage étendue sur 15 mm, filiforme, sans RGO associé (Fig. 10).

La Fibroscopie faite le 09-01-1997 a conclu à une sténose serrée de l'œsophage située à 20 cm des arcades dentaires supérieures, sans signes d'œsophagite, avec la présence d'un corps alimentaire (poîchiche) bloqué dans la sténose. La dilatation était jugée impossible.

L'absence de hernie hiatale, de RGO et d'œsophagite peptique étaient en faveur de l'origine congénitale de la sténose.

L'enfant a été opérée le 20-02-1997 par voie thoracique gauche avec un abord intra pleural. L'exploration a noté l'existence d'une disparité de calibre de l'œsophage à sa partie sus hiatale au niveau de laquelle une sonde n°16 butait. Il n'y avait pas de signes de péri œsophagite.

L'acte chirurgical a consisté en une résection de 2,5 cm de l'œsophage emportant la sténose avec anastomose termino-terminale. La muqueuse de l'œsophage était normale, aussi bien à ses parties sus que sous-sténotiques.

Les suites immédiates ont été simples et l'opacification faite à J6 post-opératoire n'a pas montré de fistule. L'alimentation a été reprise au début en semi liquide puis diversifiée avec une bonne tolérance.

L'examen anatomopathologique de la pièce opératoire a confirmé le diagnostic de SCO en montrant la présence de glandes acineuses, séreuses et muqueuses trachéo-bronchiques dans la musculeuse œsophagienne (Fig. 11).

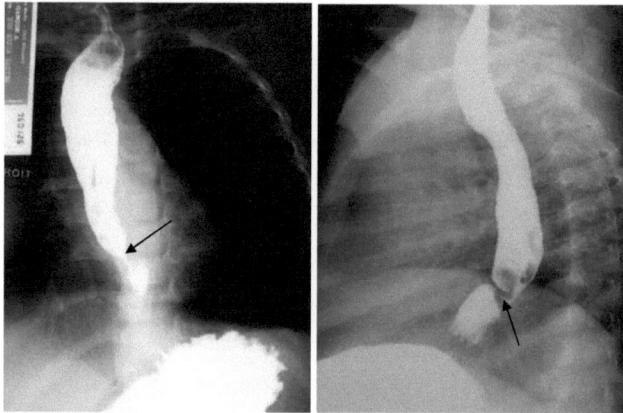

**Figure. 10** : TOGD : Sténose filiforme du 1/3 inférieur de l'œsophage sans hernie hiatale ni RGO.

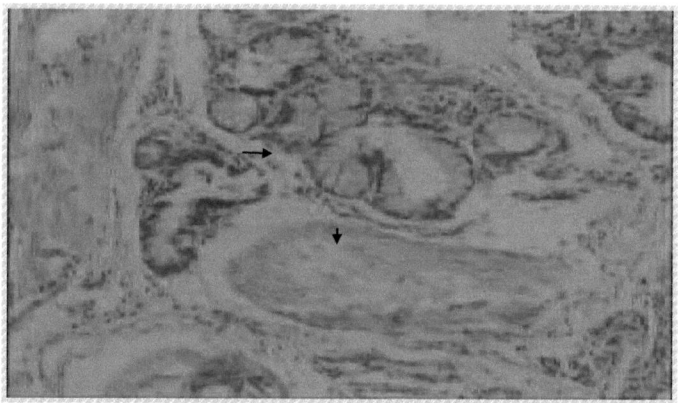

**Figure. 11** : Glandes trachéo-bronchiques (→) au niveau de la musculeuse œsophagienne ( ↓).

L'évolution était favorable avec régression de la symptomatologie clinique. Toutefois le TOGD de contrôle fait 10 mois après l'intervention a montré un RGO massif dont l'évolution a été favorable après 1 an de traitement médical anti-reflux avec un contrôle radiologique (Fig. 12) et fibroscopique normaux. La patiente est actuellement âgée de 8 ans. Elle est asymptomatique et s'alimente sans dysphagie.

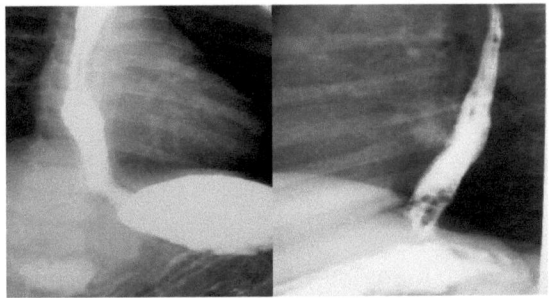

*Figure. 12 : TOGD de contrôle : œsophage de calibre normal sans image de sténose.*

### ✑ *Observation N°10 :*

Ben M. S est une fille dont l'histoire remonte à l'âge de 3 mois, marquée par l'installation de vomissements alimentaires post-prandiaux immédiats sans notion d'ingestion de produit caustique. L'enfant a été hospitalisée à 3 reprises au service d'ORL où elle a eu plusieurs séances de dilatation de l'œsophage aux bougies. Elle a été perdue de vue pendant 12 ans et n'a reconsulté qu'au mois de Mars 1987, soit à l'âge de 14 ans, dans un tableau d'aphagie, avec un retard staturo-pondéral important avec un poids à 25 kg (-3 DS).

Le TOGD a montré une sténose circonférentielle centrée, étendue sur 15 mm, située au niveau du 1/3 inférieur de l'œsophage, sans RGO ni hernie hiatale (Fig. 13). Une nouvelle séance de dilatation aux bougies a été tentée mais s'est avérée très difficile conduisant à l'indication de la chirurgie.

L'intervention menée le 03-06-1987 par voie thoracique gauche a trouvé une fibrose importante qui entourait la sténose avec sur le segment distal de l'œsophage une coulée fibreuse postérieure adhérente (qui serait très probablement en rapport avec une perforation colmatée). Une résection œsophagienne de 2 cm emportant la sténose avec une anastomose termino-terminale a été pratiquée.

Les suites opératoires ont été simples et le TOGD fait à J7 post-opératoire a montré une anastomose bien perméable, sans fistule, ce qui a permis de reprendre l'alimentation orale qui a été bien tolérée. L'étude anatomopathologique de la pièce de résection a montré la présence d'îlots cartilagineux dans la paroi œsophagienne.

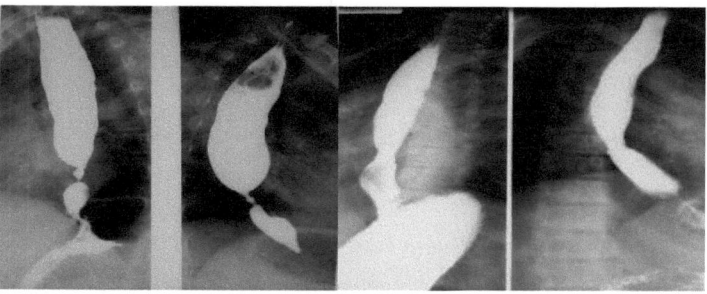

**Figure. 13** : *TOGD : Sténose filiforme du 1/3 inférieur de l'œsophage avec dilatation en amont, sans RGO.*

**Figure. 14** : *TOGD de contrôle post opératoire : œsophage de calibre normal.*

L'évolution ultérieure a été favorable et le transit œsophagien de contrôle à 2 mois post-opératoire a montré un œsophage de calibre normal (Fig. 14). Cette patiente est actuellement âgée de 29 ans. Elle est totalement asymptomatique et s'alimente librement sans aucune dysphagie.

**9- Classification de RAMESH :**

Les patients de notre série se répartissent en 3 groupes selon la classification de Ramesh:

- ✓ ***Type I*** : 6 cas dont 2 de type Ia ou sténose congénitale de l'œsophage isolée par hétérotopie trachéo-bronchique (Observations N° 8 et 10).
- ✓ ***Type II*** : Un cas (Observation N° 7).
- ✓ ***Type III*** : Trois cas, tous de type IIIa c à d une sténose congénitale associée à une atrésie de l'œsophage (Observations N° 1, 2 et 5).

**10- Traitement :**

Il a comporté deux volets : la chirurgie et les dilatations.

*10.1- Chirurgie :*

Trois patients ont été opérés :

➣ Un d'emblée (Observation N° 8) vu que la sténose était très serrée et que la dilatation qui se faisait exclusivement aux bougies était jugée impossible.

➣ Deux patients (Observations N° 7 et 10) après échec des dilatations œsophagiennes aux bougies à raison de deux à trois séances pour chaque malade.

La sténose intéressait dans les trois cas l'œsophage thoracique : le 1/3 moyen dans un cas et le 1/3 inférieur dans les deux autres.

La voie d'abord a été dans les trois cas thoracique et l'acte chirurgical a consisté en une résection œsophagienne emportant la sténose suivie d'une anastomose termino-terminale de l'œsophage.

*10.2- Dilatation œsophagienne :*

Dans notre structure hospitalière, les dilatations œsophagiennes étaient initialement réalisées par les bougies au service d'ORL. Depuis juillet 1998, ces dilatations sont réalisées par des sondes à ballonnet pneumatique sous contrôle scopique.

Neufs malades ont eu des dilatations œsophagiennes. Ils se répartissent en :

- *Dilatation par bougies* : 4 cas.

La durée totale des dilatations s'est étalée sur une période de 2 mois à 2 ans. L'intervalle entre les séances a été variable de 7 jours à trois mois et le diamètre des bougies utilisées a varié de 10 à 29 mm (Tableau I).

Le résultat des dilatations par bougies a été décevant chez 3 malades conduisant à la chirurgie dans 2 cas (Observations N°7 et 10) et aux dilatations pneumatiques dans l'autre (Observation N° 2). Chez le 4$^{ème}$ patient, une amélioration clinique et radiologique a été notée, mais il a été perdu de vue après 6 mois de surveillance et n'a pu être recontrôlé (changement d'adresse rendant tout contact impossible).

**Tableau I** : Dilatations par les bougies.

| Patients | Siège de la sténose | Etendue (mm) | Nombre des séances | Diamètre des bougies (mm) | Perforation | Durée PEC* | Résultat final |
|---|---|---|---|---|---|---|---|
| 2 | 2sténoses 1/3 moy & 1/3 inf | 5 & 7 mm | 3 | ? | Non | 2 ans | Echec ➔ Dilatation pnueumatique |
| 6 | 1/3 inférieur | 10 | 5 | 15 à 29 | Non | 2 mois | Favorable, PDV après 6 mois |
| 7 | 1/3 moyen | 4 | 3 | 10 à 17 | Non | 10 mois | Echec dilatation ➔Chirurgie |
| 10 | 1/3 inférieur | 15 | 4 | ? | Non | 2 ans | Echec dilatation ➔Chirurgie |

PEC : prise en charge, PDV : perdu de vue

- ***Dilatation pneumatique par sondes à ballonnet*** (Fig. 15) : 6 cas.

La durée totale des dilatations a varié de 1 jour à 17 mois et le nombre des séances de 1 à 7 avec une moyenne de 3 séances par malade et un rythme moyen d'une séance par mois. Les pressions utilisées ont oscillé entre 1 et 4 atmosphères avec une pression moyenne de 3 atmosphères et le diamètre des sondes était compris entre 7 et 25 mm.

Le résultat des dilatations pneumatiques a été excellent au prix d'un taux élevé de perforation (4 cas/6). L'évolution a été favorable dans tous les cas avec levée de la sténose et une alimentation libre (Tableau II).

**11- Complications :**

*11.1- Complications de la chirurgie :*

Sur les trois patients opérés on a noté deux complications qui sont :

☞ ***La sténose anastomotique :*** Cette complication a été observée chez un patient parmi les trois opérés dans notre série (Observation N° 7) :

G.M est un enfant qui a consulté pour la première fois à l'âge de 3 ans pour une dysphagie aux solides et aux semi liquides. Dans ses antécédents, l'enfant a été hospitalisé une année avant pour une pneumopathie. L'interrogatoire a montré que l'histoire de la maladie remontait à l'âge de 6 mois marquée par l'apparition d'une dysphagie aux solides avec des régurgitations et deux épisodes de blocage alimentaire, sans aucune histoire d'ingestion de caustique.

Le TOGD du 08-11-1994 a montré une sténose brutale et courte du 1/3 moyen de l'œsophage sans RGO associé, faisant évoquer une compression extrinsèque qui a été infirmé par une tomodensitométrie thoracique.

La fibroscopie a montré une sténose annulaire située à 15 cm des arcades dentaires supérieures avec une muqueuse normale.

L'enfant a eu trois séances de dilatation aux bougies allant de 10 à 17 mm, sur une période de 10 mois, mais aucune amélioration clinique ni radiologique n'a été constatée, conduisant alors à la chirurgie.

L'intervention a eu lieu le 24-06-1996. L'exploration a trouvé une disparité de calibre siégeant à 16 cm des arcades dentaires. Le geste a consisté en une résection œsophagienne emportant la sténose avec une anastomose termino-terminale.

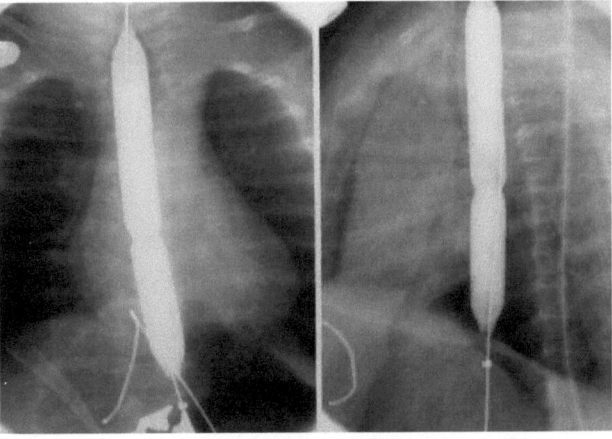

***Figure. 15 :*** *Dilatation pneumatique d'une sténose congénitale du 1/3 moyen de l'œsophage.*

**Tableau II** : Dilatations pneumatiques.

| Patients | Siège de la sténose | Etendue (mm) | Nbre de séances | Diamètre sondes (mm) | Pressions (Atm) | Perforation | Durée PEC | Résultat final |
|---|---|---|---|---|---|---|---|---|
| 1 | 1/3 inférieur | 15 | 1 | 12 à 15 | 3 à 4 | oui | 2 mois | Favorable Pas de sténose Alimentation Nle |
| 2 | 2 sténoses 1/3 inf et 1/3 moy | 5 et 7 | 7 | 10 à 15 | 1 à 4 | non | 15 mois | Favorable Pas de sténose Alimentation Nle |
| 3 | 1/3 supérieur | 5 | 4 | 8 à 18 | 2 à 3 | oui | 17 mois | Favorable Calibre satisfaisant Alimentation Nle |
| 4 | Jonction 1/3moy- 1/3inf | 10 | 4 | 10 à 18 | 4 | oui | 14 mois | Favorable Pas de sténose Alimentation Nle |
| 5 | 1/3 inférieur | 15 | 2 | 7 à 12 | 3 | non | 3 mois | Favorable Sténose modérée Alimentation Nle |
| 9 | 1/3 inférieur | 20 | 2 | 18 à 25 | 3 à 4 | oui | 3 mois | Favorable Pas de sténose Alimentation Nle |

Atm : atmosphère, PEC : prise en charge, Nle : normale

L'examen anatomopathologique a conclu à un diaphragme membraneux avec une paroi œsophagienne sans lésion histologique.

Les suites opératoires immédiates ont été simples et le TOGD fait à J12 post-opératoire a montré un œsophage de calibre normal sans sténose de l'anastomose, ni fistule, ni RGO. Une alimentation orale progressivement diversifiée a été alors reprise et a été bien tolérée.

L'évolution a été marquée au cinquième mois post-opératoire par une récidive de la symptomatologie clinique (dysphagie + vomissements) et le TOGD de contrôle a objectivé une sténose œsophagienne en regard de l'anastomose sans anomalie de la jonction oeso-cardio-tubérositaire ni RGO (Fig. 16).

Une première séance de dilatation aux bougies a été faite, puis l'enfant a été perdu de vue. Il n'a été revu que trois ans après à la suite d'un blocage d'un corps étranger (Fig. 17) qui a été retiré par œsophagoscopie. L'enfant a eu par la suite deux séances de dilatation pneumatique à sept jours d'intervalle.

Le résultat a été bon avec régression de la dysphagie malgré la persistance sur le TOGD d'une sténose modérée de l'œsophage, sans dilatation en amont (Fig. 18).

L'enfant est actuellement âgé de dix ans. Il s'alimente librement sans aucune gêne fonctionnelle. Le recul est de quatre ans.

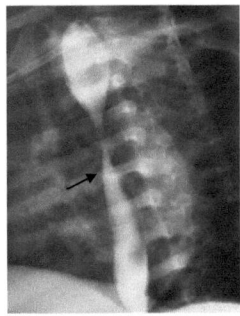 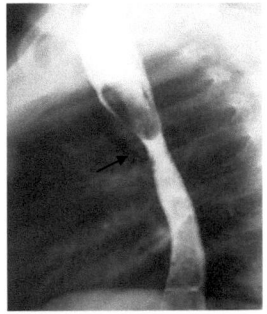

*Figure. 16 : TOGD post opératoire: sténose anastomotique*

*Figure. 17 : corps étranger bloqué en amont de la sténose anastomotique*

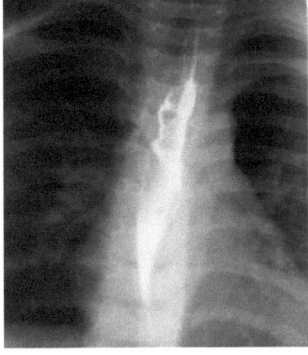 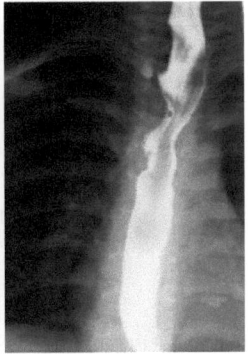

*Figure. 18 : TOGD après 2 dilatations pneumatiques: persistance d'une sténose anastomotique modérée.*

☞ **Reflux gastro-oesophagien :** Cette complication a intéressé un patient (Observation N° 8) qui a eu une résection - anastomose d'une sténose œsophagienne par hétérotopie trachéo-bronchique. Le reflux a été noté sur le TOGD postopératoire immédiat (J5) motivant la mise du patient sous traitement médical anti-reflux pendant un an avec une bonne évolution clinique (absence de symptomatologie de RGO et de dysphagie) et radiologique (TOGD de contrôle normal : pas de sténose œsophagienne ni de RGO).

*11.2- Complications de la dilatation :*

Pour les neufs patients qui ont été traités en première intention par des séances de dilatation œsophagienne, on a noté les complications suivantes :

☞ ***Perforation œsophagienne:***

Sa fréquence a été de 4 cas/9, soit 44% de l'ensemble des dilatations. Toutes ces perforations ont été notées avec les dilatations pneumatiques soit 4 cas/6.

L'âge de ces patients était variable de 3 à 13 ans. La pression moyenne était de 3 à 4 atmosphères et le diamètre des sondes a varié de 12 à 25 mm.

Toutes ces perforations ont été traitées médicalement par des antibiotiques à large spectre couvrant les anaérobies, une diète orale et éventuellement un drainage pleural. Le délai moyen de cicatrisation a été de 25 jours.

Une nette amélioration clinique avec reprise d'une alimentation libre sans dysphagie a été observé dans tous les cas après cicatrisation de la perforation et le TOGD fait un à cinq mois après l'accident a montré une disparition de la sténose dans trois cas sur quatre. Dans un seul cas (Observation N° 3), une autre dilatation a été réalisé cinq mois après l'accident de perforation vu la récidive de la dysphagie aux solides et la persistance sur le TOGD de contrôle d'une sténose annulaire modérée du tiers supérieur de l'œsophage. Le résultat de cette dilatation était bon avec amélioration clinique et radiologique. Le recul est de deux ans.

En fonction de la classification des perforations proposée par Kang et al (34), on a noté :

- Une rupture transmurale, *Type 2,* (Fig. 19 et 20) : Elle a été observée chez deux patients (Observation N° 3 et 9). Son évolution a été favorable sous traitement médical (antibiothérapie + diète orale) sans drainage pleural au bout de 7 et 15 jours.
- Une rupture transmurale avec diffusion médiastinale, *Type 3,* (Fig. 21). Ce type de perforation a été noté chez deux patients (Observations N° 1 et 4) et a

nécessité, en plus du traitement médical, un drainage thoracique pendant trente cinq jours pour l'un et quarante jours pour l'autre.

- **Reflux gastro-oesophagien :**

Un RGO apparu dans les suites des dilatations a été constaté chez deux patients. Son évolution s'est faite dans les deux cas vers la guérison sous traitement médical au bout d'un an.

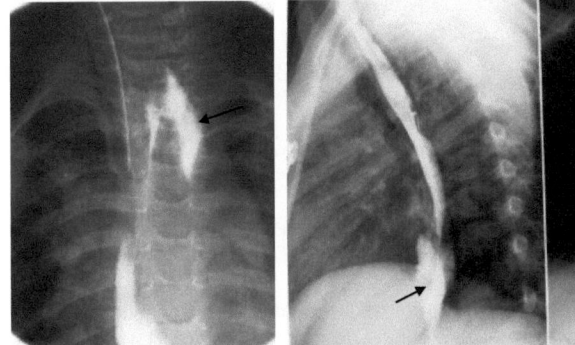
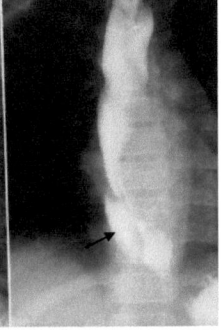

**Figure. 19** *(Observation N° 3)*     **Figure. 20** *(Observation N° 9)*

*Opacification œsophagienne aux hydrosolubles après dilatation pneumatique montrant l'extravasation du produit de contraste, sans diffusion médiastinale ni pleurale : rupture transmurale type 2.*

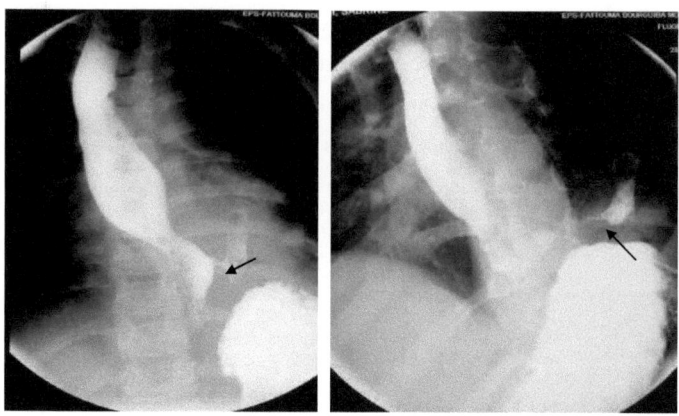

***Figure. 21*** : *Opacification œsophagienne aux hydrosolubles après dilatation pneumatique montrant l'extravasation du produit de contraste, avec diffusion dans la plèvre gauche : rupture transmurale type 3.*

**12- Coût du traitement :**

Les dilatations pneumatiques des SCO représentent un traitement peu coûteux en absence de complication. Avec une moyenne de 3 séances/malade, ce coût est d'environ 200 Dinars Tunisiens. Cependant, les perforations qui sont fréquentes multiplient ce coût par 6 dépassant ainsi le coût du traitement chirurgical (Tableau III).

**Tableau III** : comparaison entre chirurgie et dilatation pneumatique en terme de complication et de coût.

|  |  | Chirurgie | Dilatation (3 séances/malade en moyenne) | |
|---|---|---|---|---|
|  | Durée moyenne de prise en charge | 4 mois | 18 mois | |
|  | Durée moyenne de séjour hospitalier | 20 jours | Sans complication 24 H / séance | Perforation 25 jours |
| Complications | Perforation | - | 4 patients/9 | |
|  | Sténose anastomotique | 1 patient/3 | - | |
|  | RGO | 1 patient/3 | 3 patients/9 | |
| Coût moyen (Dinar tunisien) (hospitalisation + soins) | | 1000 | Sans complication 200 | Perforation 1200 |

## 13- Evolution à moyen et long termes :

Une guérison complète aussi bien clinique (alimentation diversifiée sans aucune dysphagie) que radiologique (absence de sténose œsophagienne) a été obtenue chez quatre patients. Une évolution favorable (disparition de la symptomatologie clinique malgré la persistance sur le TOGD d'une image de sténose très modérée) a été obtenue dans cinq cas. Le dernier malade (Observation N° 6) a évolué favorablement mais le manque de recul (perdu de vue après six mois) ne permet pas de juger de la qualité du résultat final.

## 14- Recul :

Au dernier contrôle en 2003, l'âge de nos patients variait entre 3 et 29 ans avec un âge moyen de 10 ans et demi. Le recul varie de six mois à quinze ans avec un recul moyen de 3 ans et demi. Le tableau IV résume l'ensemble de nos observations.

*Résultats*

**Tableau IV :** Résumé récapitulatif de nos observations.

| Patients | 1 | 2 | 3 | 4 | 5 | 6 | 7 | 8 | 9 | 10 |
|---|---|---|---|---|---|---|---|---|---|---|
| Age : - *Début* | NN | NN | 7M | NN | NN | 6 M | 6 M | 15 M | 7 M | 3 M |
| - *Diagnostic* | NN | NN | 3,5 A | 3 A | NN | 15 M | 3 A | 21 M | 13 A | 14 A |
| - *Actuel* | 7 A | 7 A | 6 A | 4 A | 3 A | 14 A | 10 A | 8 A | 17 A | 29 A |
| Sexe | F | F | F | M | M | M | M | F | M | F |
| **Clinique:** | | | | | | | | | | |
| - Dysphagie | + | + | + | + | + | + | + | + | + | + |
| - Vomissements | + | - | - | + | - | - | + | + | + | + |
| - Blocage alimentaire | + | - | - | + | - | + | + | + | + | - |
| - Signes respiratoires | + | + | - | + | - | + | + | + | - | - |
| **Caractéristiques de la sténose** | | | | | | | | | | |
| - Nombre | 1 | 2 | 1 | 1 | 1 | 1 | 1 | 1 | 1 | 1 |
| - Siège | 1/3 Inf | 1/3 Moy & 1/3 Inf | 1/3 Sup | 1/3 Moy-1/3 Inf | 1/3 Inf | 1/3 Inf | 1/3 Moy | 1/3 Inf | 1/3 Inf | 1/3 Inf |
| - Etendue | 15 mm | 5 & 7 mm | 5 mm | 10 mm | 15 mm | 10 mm | 4 mm | 15 mm | 20 mm | 15 mm |
| - RGO | + | - | - | + | + | - | - | - | - | - |
| **Endoscopie :** | | | | | | | | | | |
| - Siège de la sténose / AD | - | 12 cm | 10 cm | 21 cm | - | 20 cm | 14 cm | 20 cm | 23 cm | 22 cm |
| - Aspect de la muqueuse | | Normale | Normale | non franchie | | Normale | Normale | Normale | Normale | Normal |
| **Malformations associées** | A. O. III | - | - | - | A. O. III | - | - | - | - | - |
| **Dilatation (Nombre de séances)** | Agénésie radiale | A. O. III | - | - | - | - | - | - | - | - |
| - Bougies | - | - | - | - | - | 5 | 3 | - | - | 4 |
| - Pneumatique | 1 | 7 | 4 | 4 | 2 | - | - | - | 2 | - |
| **Résection - anastomose** | - | - | - | - | - | - | + | + | - | + |
| **Histologie** | - | - | - | - | - | - | Diaphragme | HTB glandes | - | HTB cartilage |
| **Complications :** | | | | | | | | | | |
| - Perforation | - | - | - | + | - | - | - | - | - | - |
| - RGO | + | - | + | + | - | - | - | + | + | - |
| -Sténose anastomotique | - | - | - | - | - | - | + | - | - | - |
| **Evolution** | Guérison | Fav | Fav | Guérison | Fav | Fav, PDV | Fav | Guérison | Fav | Guérison |

*NN : nouveau né ; A : ans ; M : mois ; Inf : inférieur ; Moy : moyen ; Sup : supérieur ; AD : arcades dentaires ; A. O. III : atrésie de l'œsophage type III ; Fav : favorable ; HTB : hétérotopie trachéo-bronchique.*

# Commentaires

## 1- Epidémiologie :

### *1.1- Fréquence :*

La sténose congénitale de l'œsophage est une malformation rare. Sa fréquence exacte est inconnue vu la présence de cas asymptomatiques. 500 cas ont été publiés jusqu'à 1995 (4), et depuis nous avons recensé 100 nouveaux cas, soit un total de 600 cas jusqu'à 2003.

McNally et al ainsi que d'autres auteurs ont rapporté une incidence d'une sténose congénitale de l'œsophage pour 25 000 à 50 000 naissances vivantes (35, 36). Nihoul-Fékété et al (1) ont noté durant une période de 25 ans, 20 SCO pour 484 atrésies de l'œsophage, 105 sténoses caustiques et 89 sténoses peptiques. Petit et al (37) ont recensé 21 cas de SCO sur 327 atrésies de l'œsophage durant une période de 30 ans, soit une SCO pour 16 atrésies. Gruner et al (38) ont rapporté la fréquence d'une sténose congénitale pour 10 à 20 atrésies de l'œsophage.

Dans notre série, nous avons noté durant 17 ans d'activité 10 SCO pour 340 cas d'atrésie de l'œsophage, 42 sténoses peptiques, 41 sténoses caustiques et 17 achalasies.

La sténose congénitale de l'œsophage est ainsi l'une des causes les plus rares de sténose œsophagienne en pathologie pédiatrique. La fréquence relativement rare des SCO associées à l'atrésie œsophagienne dans notre série s'expliquerait par une mortalité précoce élevée. Certaines SCO associées peuvent ainsi passer inaperçues.

### *1.2- Nombre :*

La SCO est le plus souvent unique. La sténose multiple est exceptionnelle et n'a été retrouvée que chez 15 patients dont uniquement 3 enfants (21, 39-41). Dans notre série, la sténose était unique dans 9 cas. Une double sténose a été observée en association avec une atrésie de l'œsophage chez un patient.

### 1.3- Age :

La révélation de la SCO se fait dans plus du tiers des cas à la période néonatale (1, 18, 20). Pour la majorité des autres cas, l'âge de passage d'une alimentation liquide (lait) vers une alimentation plus solide (6 mois en moyenne) constitue un moment important pour l'apparition des signes cliniques amenant à la découverte de la sténose (20, 40). Quelques observations font cependant état d'un âge de révélation plus tardif pouvant aller à l'âge adulte (39, 42, 43).

Younes et al (41) ont rapporté en 1999 une série de 10 patients adultes traités pour une SCO par dilatation. Le patient le plus vieux rapporté dans la littérature est âgé de 75 ans.

Dans la série de Nihoul-Fékété et al (1), l'âge moyen de début de la symptomatologie était de 5 mois, alors que l'âge moyen au moment du diagnostic était 2 ans.

Dans notre série, en dehors des découvertes néonatales dans les suites opératoires d'une atrésie de l'œsophage, l'âge moyen de début des signes était de 6 mois et demi ce qui est compatible avec les données de la littérature. Par contre, l'âge moyen du diagnostic était de 5 ans et demi ce qui dénote d'un retard diagnostique pouvant être en rapport avec un faux diagnostic initial ou avec un retard de consultation.

### 1.4- Sexe :

Selon la majorité des séries, les deux sexes sont également touchés (1, 4). Cependant, quelques séries révèlent une prédominance masculine (20, 40, 41). Dans notre série, les deux sexes étaient également touchés avec 5 filles et 5 garçons.

## 2- Etude clinique :

La sténose congénitale de l'œsophage est une pathologie qui s'associe fréquemment à un retard diagnostic souvent important, ne se révélant parfois qu'à l'âge adulte (12, 42, 43).

Le mode et l'âge de découverte d'une sténose congénitale dépendent de son degré (2, 7, 9, 44).

➜ A la naissance, celle-ci est rarement assez serrée pour empêcher le passage de la sonde gastrique et faire évoquer à tort le diagnostic d'atrésie de l'œsophage.

➜ L'âge de passage d'une alimentation liquide vers une alimentation plus solide ($6^{ème}$ mois en moyenne) est un moment important pour reconnaître la SCO, car c'est à cette période que se manifeste **la dysphagie** qui constitue le maître symptôme (6, 18, 20).

Cette dysphagie peut être de révélation aigue lors d'un accident de blocage alimentaire où peut être progressive. La bonne tolérance du rétrécissement et l'adaptation du patient peuvent retarder le diagnostic. Toutefois, un interrogatoire minutieux retrouve toujours des troubles de la déglutition ou des épisodes de dysphagie qui datent de la première enfance faisant évoquer ainsi l'origine congénitale de la sténose (4, 20, 45).

McNally et al (35) ont insisté sur le rôle d'une mauvaise denture qui, par la limitation alimentaire qu'elle entraîne, peut masquer la dysphagie.

➜ Ailleurs la SCO peut se manifester par :

☞ Des vomissements post-prandiaux précoces, des régurgitations ou des complications respiratoires telles que les broncho-pneumopathies récidivantes ou une toux chronique qui sont le mode de révélation habituel chez le nouveau né (3, 7, 9).

☞ Une douleur thoracique œsophagienne lors d'ingestion d'aliments solides.

☞ Plus tardivement, et surtout si la sténose est serrée, peuvent apparaître un retard staturo-pondérale ou une dénutrition.

➜ Enfin, la SCO peut être découverte au décours (exploration de l'œsophage à la recherche d'anneaux cartilagineux ou d'un obstacle au passage de la sonde gastrique) ou dans les suites immédiates de la cure d'une atrésie œsophagienne (45-48).

Dans la série publiée par Diab et al en 1997 (3), la symptomatologie clinique était représentée par une dysphagie chez tous les patients (6/6), un blocage alimentaire (1/6) et quatre cas de troubles respiratoires (4/6).

Dans notre série, la dysphagie a été constatée chez tous les malades à un moment donné de leur évolution. Un blocage alimentaire et des complications respiratoires ont été notés dans 6 cas chacun. Ces résultats concordent avec ceux de la littérature.

**3- Examens complémentaires :**

Le diagnostic de SCO repose sur les explorations radiologiques et endoscopiques (9, 49, 50).

### 3.1- *Le transit oeso-gastro-duodénal :*

Le TOGD réalisé avec des clichés dynamiques, confirme la présence d'une sténose oesophagienne et précise son siège, son degré et son étendue. Il étudie également la dynamique de l'œsophage sus et sous jacent et vérifie l'absence de reflux gastro-oesophagien (RGO) et de hernie hiatale qui sont des éléments importants pour le diagnostic étiologique. Le TOGD permet aussi de suivre l'évolution après le traitement (50, 51).

La SCO est habituellement bien centrée, régulière, plus ou moins serrée et d'étendue variable.

☞ Une sténose d'allure infundibulaire, effilée, plus ou moins longue, régulière et bien centrée, avec une dilatation sus-jacente modérée évoque une hypertrophie fibro-musculaire.

☞ Une sténose très serrée, du tiers inférieur de l'œsophage avec une importante dilatation de l'œsophage sus-jacent, oriente vers la sténose par hétérotopie trachéo-bronchique.

*Commentaires*

☞ Une sténose courte, du tiers inférieur ou moyen de l'œsophage, avec une image d'arrêt nette en cupule est plutôt le fait d'un diaphragme membraneux (20).

Le siège le plus fréquent de la SCO est le tiers inférieur. Ceci est particulièrement vrai pour les hétérotopies trachéo-bronchique et trouve son explication dans l'embryo-pathogénie. Le diaphragme membraneux siège essentiellement au tiers moyen (4, 40), cependant Grabowski et al (13) ont publié deux cas de sténose par diaphragme membraneux intéressant le tiers supérieur de l'œsophage. L'aspect radiologique n'est pas toujours caractéristique, et laisse même persister parfois un doute entre la sténose congénitale et les autres causes, d'où l'intérêt des autres examens complémentaires.

### *3.2- La fibroscopie œsogastrique :*

Elle a un double intérêt : préciser le calibre de la sténose, sa souplesse ou sa rigidité, et apprécier les possibilités de dilatation. Le fait d'insuffler l'œsophage aide à mieux repérer la sténose. La fibroscopie note l'aspect du rétrécissement, habituellement centré et souple, et précise son caractère cathétérisable ou non. Elle doit vérifier l'absence de reflux et étudier l'aspect de la muqueuse au dessous de la sténose (signes d'œsophagite) chaque fois que celle-ci peut être franchie ou parfois même à travers la sténose (7, 9).

Le caractère bien centré et régulier de la sténose, son siège au tiers inférieur, l'absence d'œsophagite et parfois l'impossibilité de franchir le rétrécissement sont des éléments en faveur de l'origine congénitale (4).

L'aspect endoscopique peut orienter vers la cause de la SCO :

☞ La valve muqueuse est une membrane brillante, complète ou incomplète.

☞ Les sténoses par hypertrophie fibro-musculaire et par hétérotopie trachéo-bronchique se présentent généralement sous forme d'un défilé bien centré.

Les difficultés diagnostiques se posent surtout pour les sténoses de l'œsophage abdominal, très bas situées où il est souvent très difficile de faire la part entre une SCO et une achalasie (52).

Des biopsies muqueuses peuvent être réalisées pour étayer le diagnostic d'œsophagite peptique, mais elles sont toujours trop superficielles pour identifier une hétérotopie trachéo-bronchique ou une hypertrophie fibro-musculaire (7, 52). De ce fait, leur intérêt n'est pas admis par tous les auteurs : trop limité selon Groote et al (24), inutiles pour Petit et al (37) qui n'ont fait aucune sur les 21 cas qu'il ont publié.

### 3.3- L'écho endoscopie œsophagienne :

Récemment, des auteurs Japonais (27, 53, 54), ont montré que l'étude écho-endoscopique de l'œsophage présente un intérêt majeur dans le diagnostic positif de SCO en montrant des anomalies de structure de la paroi œsophagienne. Cette exploration peut confirmer la présence de cartilage ou montrer une hypertrophie fibro-musculaire dans la paroi œsophagienne (Fig. 22), ce qui permet d'orienter le choix thérapeutique. Ainsi Takamizawa et al (40) se sont basés sur le type histologique présumé par cet examen pour orienter la stratégie thérapeutique chez 36 patients ayant une SCO. L'examen histologique des pièces opératoires a confirmé la présence de cartilage dans tous les cas suspectés à l'écho endoscopie (15 patients). Parmi 13 patients qui avaient une hypertrophie fibro-musculaire, trois ont été opérés après échec des dilatations et l'examen anatomo-pathologique a confirmé ce diagnostic.

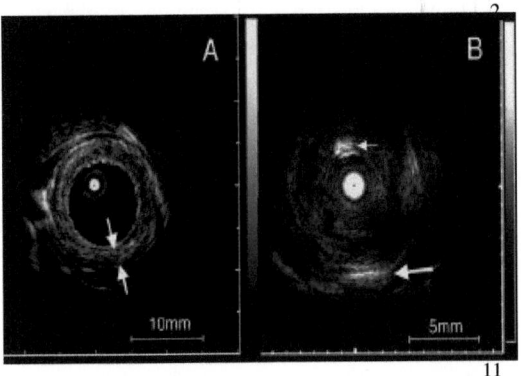

*Figure. 22* : *écho endoscopie d'une sténose oesophagienne montrant : (A) une hypertrophie fibro-musculaire B) 2 pièces de cartilage. D'après Usui et al (54).*

### 3.4- Autres examens :

D'autres examens sont parfois indispensables pour renforcer l'hypothèse de l'origine congénitale d'une sténose oesophagienne ou pour éliminer d'autres diagnostics :

*3.4.1- La manométrie :* Trouve tout son intérêt dans les sténoses de l'œsophage terminal franchissable en endoscopie pour les différencier d'un méga œsophage idiopathique. L'absence d'anomalies de la relaxation du sphincter inférieur de l'œsophage au moment de la déglutition plaide en faveur de la SCO [79, 80].

*3.4.2- La pH métrie* de 24 h et l'examen le plus sensible pour le diagnostic de reflux gastro-œsophagien. Elle doit être réalisée chaque fois qu'il existe un doute sur l'origine peptique de la sténose, en particulier lorsque le fibroscope n'a pu franchir la sténose (7, 52). Lorsqu'une résection - anastomose de la sténose est envisagée, il est important de rechercher le RGO avant l'intervention. Sa présence fait discuter l'indication d'un geste anti-reflux associé à la résection œsophagienne.

*3.4.3- Le scanner thoracique* et éventuellement *l'angioscanner* ou *l'angioIRM* peuvent être indiqués si une compression extrinsèque de l'œsophage ou une anomalie des arcs aortiques est suspectée (31).

Dans notre série, tous les patients ont eu au moins deux TOGD. La fibroscopie a été réalisée chez 8 malades et a montré dans tous les cas une muqueuse œsophagienne normale. Un patient a eu un scanner thoracique pour éliminer une compression extrinsèque de l'œsophage.

**4- Malformations associées :**

Les malformations associées aux sténoses congénitales de l'œsophage sont fréquentes, observées dans 17 à 36% des cas (55, 56) et sont généralement le résultat d'une anomalie de séparation de l'intestin antérieur en trachée et œsophage. Ceci peut expliquer l'association fréquente de la sténose congénitale et de l'atrésie de l'œsophage (1 cas de SCO pour 25 à 50 atrésies) (18, 57, 58).

La trisomie 21 se rencontre plus fréquemment que dans la population générale (10% des cas) (20). Les autres malformations les plus fréquentes sont des anomalies gastro-intestinales, cardiaques, génito-urinaires, squelettiques et ORL (5, 51).

D'autres anomalies moins fréquentes ont été également décrites tels que le diastème laryngo-trachéal (59), la sclérose cornéenne, le léiomyome et le léiomyosarcome du tube digestif (60, 61).

Nihoul-Fékété et al (1), dans une revue de 90 cas de la littérature ont relevé 38 malformations associées chez 30 enfants, soit une incidence de 33%. Les anomalies notées ont été par ordre de fréquence :

- Des malformations œsophagiennes : atrésie = 12 cas ; fistule oeso-trachéale isolée = 3 cas.
- Autres malformations digestives (atrésie ou diaphragme duodénal, anomalie de la rotation intestinale, malformation ano-rectale) = 12 cas.
- Des malformations cardiaques = 4 cas.

*Commentaires*

- Des malformations oto-rhino-laryngologiques = 3 cas.
- Des anomalies chromosomiques (trisomie 21) = 4 cas.
- Des malformations urinaires =1 cas.
- Des malformations oculaires = 1cas.

Dans notre série, quatre malformations ont été notées chez trois patients sur 10, soit 30% des cas. Il s'agissait dans tous les cas d'une atrésie de l'œsophage type III, associée dans un cas à une agénésie radiale bilatérale.

**5- Diagnostic positif :**

Seule l'étude anatomopathologique de la pièce opératoire peut apporter la preuve formelle de l'origine congénitale de la sténose œsophagienne. En absence de celle-ci (malades non opérés), un faisceau d'arguments plaident en faveur de ce diagnostic.

⇨ L'association de malformation de développement de l'intestin primitif antérieur (atrésie de l'œsophage, fistule oeso-trachéale, duplication œsophagienne) représente un élément majeur pour le diagnostic positif car elle conforte l'hypothèse congénitale de la sténose œsophagienne (10, 11, 46, 48, 55, 56).

⇨ L'étude écho endoscopique représente une véritable révolution puisqu'elle peut apporter la certitude diagnostique et avoir un intérêt capital dans le choix de la modalité thérapeutique (40, 54).

⇨ Ailleurs, le caractère bien centré et régulier de la sténose, son siège au tiers inférieur, l'absence d'œsophagite à l'examen endoscopique, de RGO et d'ingestion de produit caustique et l'ancienneté de la dysphagie qui est constante et prédominante pour les solides (à l'inverse de la dysphagie paradoxale de l'achalasie) sont des éléments en faveur de l'origine congénitale de la sténose (8).

Dans notre série on a eu :
- Trois cas de confirmation du diagnostic par l'examen anatomopathologique ;
- Trois cas de sténose œsophagienne associée à une atrésie de l'œsophage de type III ;

- Quatre cas qui répondent aux critères d'inclusion.

## 6- Traitement :

### 6.1- Moyens :

Le traitement de la sténose congénitale de l'œsophage dépend de son type anatomique et se base essentiellement sur la chirurgie ou les dilatations instrumentales et plus rarement sur le traitement endoscopique.

#### 6.1.1- La chirurgie :

Elle représente le traitement de choix dans les sténoses congénitales de l'œsophage (7, 9, 18, 51). Le geste chirurgical doit être adapté à la localisation de la sténose et à son type anatomique :

- soit résection - anastomose d'une sténose courte,
- soit résection d'un diaphragme membraneux associée à une plastie d'élargissement (l'œsophage ouvert longitudinalement sera fermé transversalement),
- soit en cas de sténose juxta cardiale, une œsophagotomie sur la sténose recouverte d'un patch de la grosse tubérosité gastrique selon la technique de Thal (62).

Enfin, d'autres interventions peuvent être utilisées telles que l'œsophagoplastie, les interpositions viscérales, le remplacement œsophagien (7), ou la myotomie de Heller (63).

La voie d'abord dépend du siège de la sténose :

- Thoracique, extrapleurale pour les sténoses de l'œsophage thoracique.
- Abdominale pour les sténoses de l'œsophage abdominal. Chaque fois que cette voie est utilisée, un geste anti-reflux doit être associé.

L'intervention la plus pratiquée est la résection de la sténose suivie d'une anastomose œsophagienne termino-terminale (1, 4, 20, 40). Le problème essentiel de cette chirurgie est la longueur de l'œsophage réséqué qui dépend de l'étendue de la sténose. Une anastomose œsophagienne sous tension risque de se compliquer d'un lâchage, d'une fistule ou d'un RGO qui peut être à l'origine d'une sténose anastomotique (51, 64). La recherche des limites des tranches de section supérieure et inférieure est parfois évidente lorsque la disparité de calibre est nette. Ailleurs elles peuvent être précisées à l'aide d'une sonde à ballonnet selon la technique suivante décrite par Amae et al (20). Après exposition de l'œsophage, une sonde à ballonnet est mise par voie buccale par l'anesthésiste et poussée jusqu'à l'estomac. Le ballonnet est alors gonflé puis la sonde retirée en direction craniale pour délimiter la tranche de section inférieure (Fig. 23 A). Après la section de l'œsophage au niveau de la limite inférieure de la sténose, une $2^{ème}$ sonde à ballonnet stérile est introduite par le chirurgien dans l'œsophage en direction de la bouche. Le ballonnet est ensuite gonflé puis retiré en direction caudale délimitant ainsi la tranche de section supérieure (Fig. 23 B). Cette technique permet de limiter l'étendue de la résection œsophagienne.

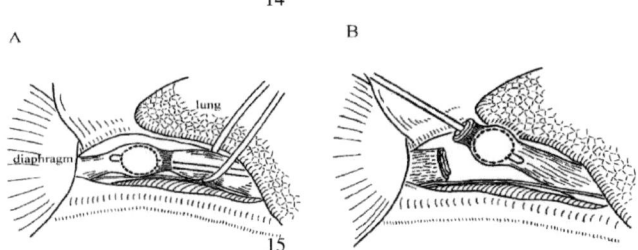

*Fiugre. 23* : *Recherche des tranches de section selon Amae (20).*

Les suites opératoires de cette intervention sont habituellement simples si la résection est limitée et une reprise de l'alimentation orale est habituellement permise à J7 post opératoire après une opacification oesophagienne montrant la perméabilité de l'anastomose et l'absence de fistule.

### 6.1.2- Les dilatations :

Le but d'une dilatation est de reconstituer une lumière œsophagienne suffisante pour permettre une alimentation normale sans gène fonctionnelle. Elle se fait généralement par voie antérograde.

Jusqu'à ces dernières années, la technique la plus utilisée consistait en un passage plus ou moins forcé de bougies de calibre croissant à travers la sténose. La plupart des auteurs utilisent des bougies très effilées en polyvinyle (bougies de Savary) (65-67).

L'introduction de la dilatation par ballonnets pneumatiques date de 1978. Cette technique est actuellement en plein essor car son principal intérêt est d'exercer des forces de pression radiales au niveau de la sténose au lieu des pressions longitudinales verticales réalisées avec les bougies (Fig. 24), diminuant ainsi le risque de perforation (22, 68).

En cas de sténose très serrée, ou surtout excentrée, les dilatations antérogrades peuvent être impossibles ou dangereuses du fait du risque de perforation. On peut alors avoir recours à des dilatations rétrogrades sur fil sans fin, ce qui nécessite la réalisation préalable d'une gastrostomie (3, 7, 9).

### 6.1.3- Le traitement endoscopique :

Il s'applique surtout aux sténoses par diaphragme membraneux et peut consister soit en une résection soit en une division radiaire du diaphragme au Laser (69-72).

*Commentaires*

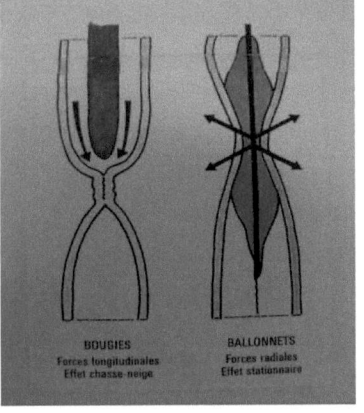

***Figure. 24*** : *Mécanisme d'action des dilatations par bougie et par sonde à ballonnet.*

### 6.2- Indications thérapeutiques :

Lorsque la sténose est cathétérisable, la plupart des auteurs préconisent les dilatations par voie antérograde ou à défaut par voie rétrograde comme traitement de première intention pour les SCO. Celles-ci réalisent un traitement long et astreignant (souvent plusieurs dilatations s'étalant sur plusieurs mois voire années sont nécessaires). Pour Dominguez et al (44), 6 patients sur 34 ont été guéris par cette technique. Amae et al (20) a utilisé cette technique comme traitement initial chez 11 patient/14 dans sa série. 8 parmi ces 11 malades ont été opérés par la suite devant l'échec des dilatations. Shorter et al (66), dans une étude de trois patients ayant une SCO traités par dilatation pneumatique, a conclu que cette technique est efficace, non invasive et simple.

Les sténoses qui répondent le mieux aux dilatations sont les sténoses par hypertrophie fibro-musculaire. Les sténoses par diaphragme muqueux nécessitent souvent des dilatations répétées et parfois le recours à la chirurgie (66, 68).

Les sténoses par hétérotopie trachéo-bronchique sont les principales causes d'échec des dilatations, en particulier en cas de reliquats cartilagineux intra muraux. La chirurgie est nécessaire si les dilatations sont inefficaces. Murphy et al (2), ont rapporté 3 cas qui ont eu une résection - anastomose pour une sténose œsophagienne après échec des manœuvres de dilatation. La sténose était due à une hétérotopie trachéo-bronchique dans un cas et à une hypertrophie fibro-musculaire dans deux cas. Un traitement chirurgical serait recommandé si des dilatations sont nécessaires tous les 6 mois durant 3 ans et s'avèrent inefficaces (40).

Chaque fois que les dilatations antérogrades sont impossibles ou dangereuses, la chirurgie première peut être préférée aux dilatations rétrogrades sur fil sans fin qui nécessitent la réalisation préalable d'une gastrostomie (7). Enfin, la chirurgie est proposée par certains auteurs (40, 73) comme traitement de première intention pour les sténoses par hétérotopie trachéo-bronchique ou valve muqueuse. Cette attitude est d'autant plus justifiée lorsqu'on dispose de l'écho endoscopie qui permet de confirmer l'hétérotopie (53, 54).

Les études récentes montrent que les indications opératoires sont de plus en plus fréquentes. En effet, en 1996 Newman et al (57) ont rapporté que dans sa série de 18 malades deux seulement ont été opérés, alors qu'en 2003, Amae et al (20) ont rapporté 11 interventions parmi 14 patients. La fréquence du traitement chirurgical des sténoses congénitales de l'œsophage dans les dernières séries publiées est de 69,6% (20) (Tableau V).

L'indication préférentielle du traitement endoscopique est la sténose par le diaphragme membraneux. Roy et al (72) ont rapporté un cas chez un nourrisson âgé de 15 mois qui a été réséqué au Laser sous contrôle endoscopique avec des suites opératoires simples.

Dans notre série, le traitement chirurgical a été proposé de première intention chez un seul patient vu que la dilatation de la sténose était jugée impossible. Ce patient a eu une résection - anastomose et l'étude histologique de la pièce opératoire a montré une hétérotopie trachéo-bronchique sous forme de glandes trachéo-bronchiques dans la musculeuse œsophagienne. Chez les 9 autres patients, le traitement a été commencé par des dilatations aux bougies dans 4 cas et par des sondes à ballonnets dans 5 cas. Deux de ces patients ont du être opérés (résection - anastomose œsophagienne) après échec des dilatations aux bougies. L'étude histologique a montré chez le premier une hétérotopie trachéo-bronchique sous forme de tissu cartilagineux dans la paroi œsophagienne, et chez le deuxième un diaphragme membraneux.

**Tableau V :** Comparaison des séries de SCO.

| Auteurs | Nbre de patients | Traitement | Anatomo-pathologie (patients opérés) |
|---|---|---|---|
| NISHINA (1981) (56) | 2 | Chirurgie (2/2) | HTB (2/2) |
| NIHOUL FEKETE (1987) (1) | 20 | Dilatation (9/20) Chirurgical (11/20) | HTB (4/20), DM (6/20), HFM (1/20) |
| NEILSON (1991) (47) | 6 | Dilatation (3/6) Chirurgie (3/6) | HTB (3/6) |
| MURPHY (1995) (2) | 3 | Chirurgie (3/3) | HTB (1/3), HFM (2/3) |
| NEWMAN (1996) (57) | 18 | Dilatation (16/18) Chirurgie (2/18) | HFM (2/18) |
| SARIHAN (1997) (23) | 3 | Dilatation (2/3) Chirurgie (1/3) | DM (3/3) |
| DIAB (1999) (3) | 6 | Dilatation (2/6) Chirurgie (4/6) | HTB (1/6), HFM (1/6), Normale (2/6) |
| VASUDEVAN (2002) (51) | 6 | Dilatation (2/6) Chirurgie (4/6) | HTB (3/6) HFM (1/6) |
| TAKAMIZAWA (2002) (40) | 36 | Dilatation (17/36) Chirurgie (17/36) Endoscopique (2/36) | HTB (15/36) Diagnostic HFM (13/36) Echo DM (5/36) endoscopique |
| AMAE (2003) (20) | 14 | Dilatation (3/14) Chirurgie (11/14) | HTB (6/14), HFM (4/14), Inconnu (1/14) |
| Série personnelle (2003) | 10 | Dilatation (7/10) Chirurgie (3/10) | HTB (2/10) DM (1/10) |

HTB : hétérotopie trachéo-bronchique ; HFM : hypertrophie fibro-musculaire ; DM : diaphragme membraneux.

### 6.3- Particularités thérapeutiques en fonction du type histologique :

#### 6.3.1- Hétérotopie trachéo-bronchique :

En l'absence d'arguments histologiques montrant la présence d'hétérotopie trachéo-bronchique, un traitement par dilatation est souvent initialement proposé, mais dans la majorité des cas celui-ci s'avère un échec ou l'amélioration observée n'est que de courte durée (4, 7). L'échec des dilatations s'explique par la présence d'anneaux cartilagineux. La fréquence élevée de perforation dans ces cas s'expliquerait par une fragmentation brutale de ces anneaux cartilagineux. Toutefois, des échecs ont étés rapportés même dans les formes sans cartilage.

L'exérèse chirurgicale de la sténose apparaît comme le seul traitement susceptible de lever la dysphagie de façon complète et définitive. Elle peut être réalisée par voie abdominale ou thoracique, selon le siège de la sténose. L'exérèse suivie d'une anastomose de l'œsophage bout à bout est le traitement le plus pratiqué étant donné que la sténose est généralement peu étendue. Toutefois, le raccourcissement de l'œsophage expose à la survenue d'un reflux et d'une sténose peptique, d'où l'importance de prescrire un traitement anti-RGO ou d'associer un montage chirurgical anti-reflux en cas d'abord abdominal (1, 38).

#### 6.3.2- Hypertrophie fibro-musculaire :

C'est la forme anatomique la plus fréquente des SCO. Toutefois, sa confirmation histologique est rare car les dilatations aux bougies, ou mieux les dilatations hydrostatiques par les sondes à ballonnets, conduisent habituellement à la guérison. En cas d'échec, la chirurgie se trouve indiquée et consiste soit en résection anastomose, soit en une plastie d'élargissement (7, 74). Le tableau VI résume l'ensemble des observations de SCO par hétérotopie trachéo-bronchique rapportées dans la littérature.

## Tableau VI : Cas de SCO par hétérotopie trachéo-bronchique.

| Auteur | Age | Sexe | Début | Siège sténose | Malformation associée | Histologie Cartilage | Histologie Glande | Histologie Epithélium cilié | Traitement |
|---|---|---|---|---|---|---|---|---|---|
| Frey (1936) | 19 A | F | ? | Distal | | + | + | - | Autopsie |
| Castelman (1956) | 51 A | G | 3 A | Distal | Diverticule | + | + | + | R-A |
| Bergman (1958) | 57 A | F | enfance | 1/3 inf | | + | + | + | R-A |
| Spath (1959) | 49 A | F | NN | 1/3inf | Diverticule | - | + | + | R-A |
| Kuma r(1962) | 10 M | F | 4 M | distal | Diverticule | + | + | - | R-A |
| Paulino (1963) | 8 M | F | NN | 1/3 inf | | + | + | + | R-A |
| « | 14 M | F | 6 M | distal | | + | + | + | R-A |
| Ishida(1968) | 17 M | G | 7 M | distal | | + | + | + | R-A |
| « | 4 A | G | 6 M | distal | | + | + | + | R-A |
| « | 5 A | G | 12 M | distal | | + | + | + | R-A |
| Petit (1970) | 4 A | F | 6 M | 1/3 inf | | ? | + | + | R-A |
| « | N N | G | N N | 1/3 inf | | ? | + | + | R-A |
| « | 8 M | F | N N | 1/4 inf | Atrésie oesoph, MAR | ? | + | + | Echec D, R-A |
| Buck (1971) | 8 A | G | N N | distal | | + | + | - | R-A |
| Fonkalsrup (1972) | 1 A | F | 6 M | 1/3 inf | | - | + | + | R-A |
| Goldman (1972) | N N | F | N N | 1/3 inf | Atrésie oesophage | + | + | + | Oesophagostomie |
| Gilles (1973) | 11 A | F | 3 M | 1/3moy | Atrésie oesophage | + | + | + | R-A |
| Spitz (1973) | 1 M | F | N N | 1/3 inf | Cardiopathie, Diverti | + | + | + | Oesophagostomie |
| Anderson (1973) | 8 A | F | 7 M | 1/3 inf | Atrésie oesophage | + | + | + | R-A |
| Deiraniya (1974) | 2 A | F | 6 M | 1/3 inf | | + | + | - | Echec D, R-A + interposition colique D |
| " | 10 M | G | 5 M | 1/3 inf | Atrésie oesophage | + | + | - | |
| Okhawa (1975) | 4 A | G | 18 M | 1/3 inf | | + | - | - | R-A |
| " | 20 M | G | 9 M | distal | | + | + | + | R-A |
| " | 19 M | G | 4 M | distal | | + | + | + | R-A |
| " | 4 A | G | 8 M | distal | | + | + | - | R-A |
| " | 14 M | F | 7 M | distal | | + | + | + | Heller |
| Rose (1975) | 1 A | G | 7 M | distal | | + | + | + | R-A |
| " | 8 A | F | N N | 1/3 inf | | + | + | + | R-A |
| Sneed (1979) | 20 M | F | 6 M | 1/3 inf | T21, Diverticule | + | + | + | Echec D, R-A + Nissen |
| Ibrahim (1981) | 14 M | G | 6 M | 1/3 inf | | + | + | + | Echec D, R-A |
| " | 6 A | F | 18 M | 1/3 inf | | + | + | - | Echec D, R-A |
| Briceno (1981) | 6 M | G | 2 M | 1/3 inf | Atrésie oesophage | + | + | + | R-A |
| Nishina (1981) | 14 M | F | 13 M | 1/3 inf | | + | + | - | R-A |
| " | 20 M | G | N N | distal | | + | + | + | R-A |
| Vayesse (1985) | 5 A | F | 4 M | 1/3 inf | MAR | + | + | - | Echec D, R-A |
| " | 14 A | F | 4 M | distal | Microphtalmie | + | + | + | Thal |
| " | 4 A | G | 4 M | 1/3 inf | | + | + | - | Echec D, Thal |
| Shoshany (1986) | 8 M | G | N N | 1/3 inf | | + | + | - | R-A + Nissen |
| " | 6 A | F | 6 M | distal | | + | + | - | Echec D, R-A + Nissen |
| Nihoul Feketé (1987) | 13 M | G | M | 1/3 inf | | + | + | - | R-A |
| " | 15 M | G | 4 M | 1/3 inf | Microphtalmie | + | + | - | Echec D, R-A + Thal |
| " | 1 M | F | 1 M | 1/3 inf | | - | + | + | Echec D, R-A + Nissen |
| " | 15 M | G | 1 M | 1/3 inf | Atrésie duodénale | + | + | + | R-A + Nissen |
| Neilson (1991) | 22 M | G | 15 M | 1/3 inf | Atrésie duodénale | + | + | - | Echec D, R-A |
| " | 3 A | G | 1 M | 1/3 inf | Trisomie 21 | + | - | + | Echec D, R-A |
| " | 6 M | ? | N N | Distal | Atrésie oesophage | + | - | - | Echec D, Myotomie |
| Maramuse (1992) | 29 A | F | 8 A | 1/3inf | Atrésie oesophage | + | + | + | R-A |
| Murphy (1995) | 2 A | F | 6 M | 1/3inf | Atrésie oesophage | + | + | - | Echec D, R-A |
| Diab (1999) | 16 M | G | 4 M | Distal | Diverticule | + | + | - | Echec D, R-A |
| Vasudevan (2002) | | F | | 1/3inf | | + | + | - | Echec D, R-A |
| " | | F | | 1/3inf | | - | + | + | Echec D, R-A |
| " | | F | | 1/3inf | | + | - | - | Echec D, R-A |

Takamizawa (2002)
15 patients.
Amae (2003)
6 patients.

| Série | Cas 8 | 21 M | F | 15mois | 1/3 inf | - | - | + | - | R-A |
|---|---|---|---|---|---|---|---|---|---|---|
| Personne lle (75) | Cas 10 | 12 A | F | 3mois | 1/3 inf | - | + | + | - | Echec D, R-A |

A : ans ; M : mois ; NN : nouveau né ; F : fille ; G : garçon ; R-A : résection-anastomose ; D : dilatation

### 6.3.3- Diaphragme membraneux :

La sténose par diaphragme membraneux est une forme rare qui répond généralement aux dilatations ; les sondes à ballonnets auraient le même effet que l'incision radiaire endoscopique (21, 67).

Plusieurs auteurs (2, 70, 71) ont rapporté des cas d'excision endoscopique curative de cette lésion, alors que Roy et al (72) ont rapporté le succès d'une division au Laser. La résection chirurgicale reste le dernier recours.

### 6.3.4- Autres cas particuliers :

En cas de sténose étendue ou multiple et étagée, plusieurs auteurs ont montré l'intérêt des dilatations. En effet :

Longstreth et al (21) ont rapporté le traitement de 3 patients adultes ayant une double sténose par diaphragme membraneux par dilatation aux bougies. Bhaskar et al (39) ont traité avec succès un adulte qui avait une SCO multiple par dilatation par des sondes à ballonnet. Takamizawa et al (40) ont rapporté 3 cas de SCO multiple qu'il a traité par des dilatations pneumatiques associées à une résection endoscopique partielle d'un diaphragme dans 2 cas. Le $3^{ème}$ patient a eu une cardioplastie suivie de séances de dilatation œsophagienne.

Le traitement chirurgical de ces sténoses rares est difficile. Une anastomose œsogastrique intra thoracique est le procédé le plus simple. Cependant elle expose au reflux avec un taux de sténose peptique secondaire compris entre 27 et 39 % (64). Les interpositions viscérales, jéjunales ou coliques, permettent de s'opposer au reflux mais constituent des interventions complexes qui requièrent une double voie abdominale et thoracique et de multiples anastomoses, avec un taux de mortalité et surtout de morbidité non négligeable. En plus, les résultats fonctionnels à distance sont loin d'être toujours parfaits puisque des reflux gastro-œsophagiens peuvent s'observer surtout quand l'interposition est courte et les sinuosités naturelles du colon et du jéjunum peuvent former des siphons intra thoraciques, source de stase alimentaire et/ou de régurgitations (4).

*Commentaires*

Une autre alternative thérapeutique est l'œsophagectomie trans hiatale avec transposition gastrique au cou ou oesophago-coloplastie. Cette intervention aurait un taux de mortalité et de morbidité minime, et les résultats fonctionnels sont le plus souvent bons (16, 76).

Dans notre série, l'unique double sténose a été traitée au début par des dilatations aux bougies puis aux sondes à ballonnet avec une évolution favorable. Le tableau VII résume l'ensemble des observations de SCO par diaphragme membraneux rapportées dans la littérature.

**7- Complications :**

*7.1- Complications du traitement chirurgical :*

*7.1.1- Sténose anastomotique :*

Elle représente la principale complication de la chirurgie. Sa fréquence est de 33% (51). Elle peut être la conséquence d'un RGO provoqué par le raccourcissement de l'œsophage ou secondaire à des troubles moteurs de l'œsophage (77). Elle répond généralement aux dilatations instrumentales (7, 22). Vasudevan et al (51) ont rapporté cette complication chez deux patients parmi six qu'il a traité par des dilatations et des injections de corticostéroïdes.

Une sténose anastomotique sans RGO associé a été notée dans 1 cas/3 dans notre série. Son évolution a été favorable après 3 séances de dilatation (une par bougies, et deux pneumatiques).

*7.1.2- Reflux gastro-œsophagien :*

Son apparition après une résection anastomose est liée essentiellement au raccourcissement de l'œsophage, mais il pourrait aussi être du simplement à la levée d'une sténose serrée du 1/3 inférieur qui constituait un obstacle au reflux acide. Sa fréquence est de l'ordre de 30% (77) et peut même atteindre 62% (58).

Kawahra et al (77) ont montré qu'il existe des troubles moteurs de l'œsophage en cas de SCO à type de relaxation du sphincter inférieur de l'œsophage entraînant des épisodes de reflux acide. Ces troubles pourraient être aggravés après la cure chirurgicale.

**Tableau VII** : Cas de SCO par diaphragme membraneux.

| Auteur | Age diagnostic | Siège | Signes de découverte | Traitement |
|---|---|---|---|---|
| **Bey*** | | 1/3 moyen | | |
| **Budger** | | 1/3 moyen | | |
| **Shamma'a*** (1958) | 11 mois | 1/3 inférieur | Vomissement | R - A |
| **Goldenberg** (1961) | Naissance | 1/3 inférieur | Vomissement, S.respiratoires | Dilatation |
| **Alder** (1963) | Naissance | 1/3 moy-1/3inf | Atrésie œsophage | Dilatation |
| | Naissance | 1/3 moy-1/3inf | Atrésie œsophage | R - A |
| **Greenough*** (1964) | 9 mois | 1/3 moy-1/3 inf | Dysphagie | Dilatation |
| | 10 ans | 1/3 moyen | Dysphagie | Dilatation |
| | 16 mois | 1/3 moyen | Dysphagie | Dilatation |
| | 3 ans | 1/3 moyen | Blocage | Dilatation |
| **Liebman** (1973) | 28 mois | 1/3 moy-1/3 inf | Dysphagie | Dilatation |
| **Gilat** (1975) | 9 mois | 1/3 moy-1/3 inf | Blocage | Dilatation |
| **Valério*** (1977) | Naissance | 1/3 moyen | S. respiratoires | Dilatation |
| **Dominguez** (1985) | | 1/3 moyen | | |
| | | 1/3 moyen | | |
| | | 1/3 moy-1/3inf | | |
| **Myers** (1986) | | | | Dilatation |
| | | | | Dilatation |
| | | | | Excision |
| **Nihoul Fékéké** (1987) | 1 mois | 1/3 supérieur | | R – A |
| | 14 mois | 1/3 supérieur | | R – A |
| | 9 mois | 1/3 moyen | | Excision |
| | 9 mois | 1/3 moyen | | R – A |
| | 11 ans | 1/3 moyen | | R – A |
| | 16 mois | 1/3 supérieur | | R - A |
| **Grabowski** (1996) | | 1/3 supérieur | | R – A |
| **Roy** (1996) | | | | Laser |
| **Sarihan** (1997) | Naissance | 1/3 moyen | Atrésie œsophage | Excision |
| | 4 mois | 1/3 moyen | Blocage | Dilatation |
| | 10 mois | 1/3 moyen | Blocage | Dilatation |
| **Série personnelle :** Observation N° 7 | 6 mois | 1/3 moyen | Dysphagie, Vomissement S. respiratoires | R - A |

*  : *Diaphragme membraneux associé à une sténose segmentaire distale ; R - A : résection – anastomose*

Le RGO semble plus fréquent dans les résections - anastomoses de l'œsophage abdominal et justifie donc la réalisation d'un procédé anti-reflux préventif dans le même temps opératoire (7). Pour cette raison, certains auteurs préfèrent l'œsophagotomie sur la sténose associée à un patch de la grosse tubérosité selon le principe de Thal (62).

La place du traitement médical anti-reflux à titre préventif systématique en post-opératoire est discutée, mais pratiquement toujours recommandé pour les résections des sténoses étendues (64).

Un RGO post-opératoire a été noté chez un patient de notre série et il a régressé après un an de traitement médical.

### 7.1.3- Fistule anastomotique :

Elle dépend essentiellement de l'existence ou non d'une tension lors de l'anastomose œsophagienne. Sa fréquence est de l'ordre de 20% (7). Elle peut être détectée cliniquement par la présence de la salive dans le drain thoracique et l'épreuve au bleu de méthylène. Elle sera confirmée par l'opacification œsophagienne aux hydrosolubles qui se fait habituellement entre J6 et J8 post-opératoire.

### 7.1.4- Dyskinésie œsophagienne :

Elle est rattachée à la dysmotilité œsophagienne qui peut être secondaire soit à une anomalie congénitale de l'œsophage (77), soit à l'anastomose œsophagienne. Elle peut être responsable d'une dysphagie plusieurs années après la cure chirurgicale.

### 7.1.5- Paralysie récurrentielle :

C'est une complication rare due à une lésion per-opératoire du nerf laryngé récurrent. Elle peut être donc prévenue par une bonne dissection de ce nerf (78).

### 7.1.6- Chylothorax :

Il est exceptionnel et du à une plaie du canal thoracique passée inaperçue.

## 7.2- Complications de la dilatation :

### 7.2.1- Perforation de l'œsophage :

Elle représente la complication la plus redoutée vu les suites graves qui peuvent en découler, engageant le pronostic vital (4).

Selon la classification de Kang et al (34), cette perforation peut être :

- **Type 1** : *Rupture intramurale* : le produit de contraste extravasé est spontanément drainé dans la lumière œsophagienne.

- **Type 2** : *Rupture transmurale* : le produit de contraste extravasé ne diffuse pas dans le médiastin et reste en regard de la rupture.

- **Type 3** : *Rupture transmurale avec diffusion* médiastinale. Le produit de contraste se répand dans le médiastin, la cavité pleurale ou en intra péritonéal.

Le risque moyen de perforation lié à la dilatation œsophagienne est de 1,8% par séance et 6,6 % par malade quelque soit l'étiologie de la sténose (25). Ce risque est plus élevé en cas de SCO et surtout en cas d'hétérotopie trachéo-bronchique et s'expliquerait par une fragmentation brutale des anneaux cartilagineux (79). Vasudevan et al (51) ont rapporté 2 perforations sur 5 patients traités par dilatation (soit 40%). Pour les SCO par hypertrophie fibro-musculaire, ce risque est nettement moins important (5 à 10 %). Ainsi, Takamizawa et al (40) ont rapporté une seule perforation sur 10 patients traités par dilatation pour une sténose par hypertrophie fibro-musculaire diagnostiquée par l'écho endoscopie.

Dans notre série, on a noté 4 perforations pour les 9 malades qui ont eu des dilatations avec un total de 19 séances, soit un risque de survenue de perforation de 44 % par patient et de 21 % par séance. On a constaté que le risque de perforation devient majeur chaque fois que le diamètre des sondes dépasse 15 mm et que la pression est supérieure ou égale à 4 atmosphères, mais ce risque dépendrait essentiellement de la forme anatomique de la sténose. Pour ces 4 malades les résultats étaient excellents après cicatrisation de la perforation.

*La prise en charge* de la perforation de l'œsophage (Fig. 25) dépend de nombreux facteurs. Les facteurs de gravité sont : le retard de la prise en charge, le degré de sepsis et la localisation à l'œsophage thoracique ou abdominal (78).

✓ Un traitement médical est envisagé si le diagnostic est précoce, le retentissement infectieux est minime et la perforation est drainée dans la lumière de l'œsophage. Ce traitement est réalisé en unité de soins intensifs et comporte en particulier une diète orale avec alimentation parentérale et une association d'antibiotiques dirigés contre les bacilles Gram négatifs et les anaérobies.

✓ Le traitement chirurgical est indiqué en cas de :
  o Perforation avec contamination de l'espace pleural et médiastinal.
  o Perforation siégeant sur l'œsophage abdominal.
  o Ou l'association d'une perforation à un corps étranger.

Le principe de ce traitement est l'ablation des tissus infectés et la suppression de la source d'infection par la réalisation d'une suture ou d'une fistulisation dirigée (80). Si le traitement chirurgical est réalisé pendant les premières 24 heures, on propose généralement un traitement radical par une résection de la sténose suivie d'une anastomose œsophagienne (81).

Les 4 perforations observées dans notre série ont été :
- Deux ruptures transmurales colmatées (type 2). Le traitement médical pendant respectivement 7 et 15 jours était suffisant pour obtenir une cicatrisation complète de la perforation.
- Deux ruptures transmurales avec diffusion de produit de contraste (type 3) occasionnant une pleurésie purulente avec un pneumo médiastin, ce qui a nécessité un drainage thoracique, une antibiothérapie et une diète orale. L'évolution était favorable au bout de 35 jours dans un cas et de 40 jours dans l'autre.

### 7.2.2- *Le reflux gastro-œsophagien* :

Il est assez fréquent après dilatation de l'œsophage (environ 25 % des cas) (7). Il s'expliquerait par la dilatation concomitante du sphincter inférieur de l'œsophage qui devient incontinent. Diab et al (3) ont rapporté un RGO massif et sévère chez un nourrisson de 9 mois après dilatation.

Dans notre série, un RGO a été constaté après dilatation pneumatique chez deux patients et a régressé au bout d'un an sous traitement médical.

### 7.2.3- L'hémorragie de la paroi œsophagienne :

Le saignement de la paroi œsophagienne secondaire aux dilatations est rencontré dans 23% des cas. Il est habituellement minime et spontanément résolutif (22, 68).

### 7.2.4- Autres :

D'autres complications peuvent se voir telle qu'une bactériémie ou une pneumopathie d'inhalation. Toutefois, une antibiothérapie prophylactique systématique ne semble pas justifiée.

## 8- Evolution à moyen et long termes:

Selon la majorité des séries publiées, l'évolution à moyen et long termes est dans la majorité des cas favorable lorsque l'indication thérapeutique est bien étudiée et posée à temps.

Une fois guérie, le risque de récidive de la SCO est nul après chirurgie. Cependant, après dilatation, même si le résultat initial est favorable, le risque de rechute est important pouvant parfois conduire à la chirurgie. Pour cela Takamizawa et al (40) recommandent un traitement chirurgical si des dilatations sont nécessaires tous les 6 mois durant 3 ans ou s'avèrent inefficaces.

Un seul cas de dégénérescence sur SCO a été rapporté par Tabira et al (27) chez un sujet de 65 ans ayant une dysphagie depuis la naissance. Il a été traité par des séances de dilatation depuis l'âge de 20 ans, puis opéré à l'âge de 65 ans : œsophagectomie trans hiatale. L'examen histologique de la pièce opératoire a montré une sténose congénitale par hypertrophie fibro-musculaire avec un carcinome épidermoïde peu différencié. Dans notre série, l'évolution a été favorable dans tous les cas avec un recul moyen de 3 ans et demi.

*Commentaires*

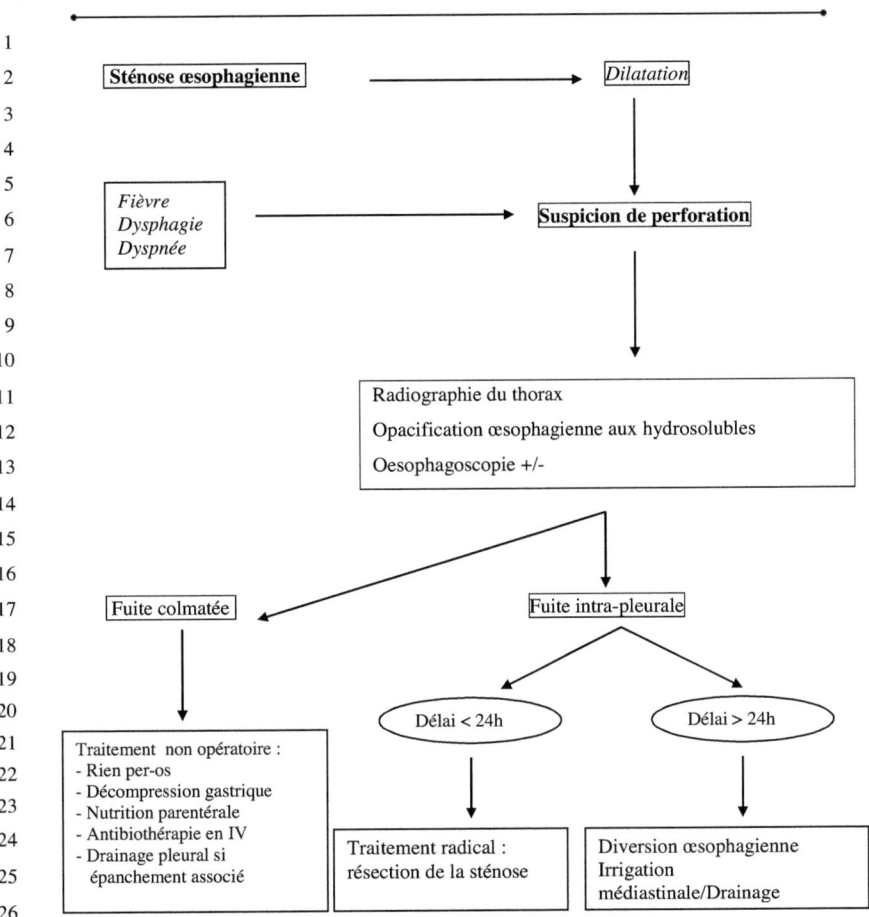

***Figure. 25*** *: Conduite à tenir devant une perforation de l'œsophage d'après Panieri et al (81).*

## Conclusion

La sténose congénitale de l'œsophage est une malformation rare. Elle a été définie par Nihoul-Fékété en 1987 comme étant « une sténose intrinsèque due à une malformation congénitale de la paroi œsophagienne qui n'est pas nécessairement symptomatique à la naissance ». Sa fréquence exacte est inconnue vu la présence de cas asymptomatiques. 600 cas ont été publiés dans la littérature jusqu'à 2003. Son diagnostic est parfois difficile et repose sur l'examen anatomopathologique de la pièce opératoire. En absence de celui-ci (malades non opérés), un faisceau d'arguments cliniques et para cliniques oriente vers ce diagnostic.

Le but de notre travail est d'étudier les aspects épidémiologiques, cliniques et diagnostiques des SCO ; établir une stratégie thérapeutique et évaluer l'évolution à moyen et à longs termes.

Notre étude analytique rétrospective a porté sur 10 patients traités pour sténose congénitale de l'œsophage dans le service de chirurgie pédiatrique du CHU Fattouma Bourguiba de Monastir entre 1985 et 2002. L'origine congénitale de cette sténose a été confirmée chez 3 patients par l'examen anatomopathologique et chez 3 autres par sa découverte à la période néonatale en association avec une atrésie de l'œsophage. Elle a été retenue chez les 4 autres patients sur les critères d'inclusion décrits dans la littérature.

De 1985 à 2002, on a relevé 10 cas de sténose congénitale de l'œsophage répartis en 5 garçons et 5 filles. Durant la même période, on a recensé 340 atrésies de l'œsophage, 42 sténoses peptiques, 41 sténoses caustiques et 17 achalasies.

L'âge moyen de début des signes a été de 6 mois ½, et l'âge moyen au moment du diagnostic a été de 5 ans ½.

La SCO a été découverte dans 3 cas dans les suites opératoires immédiates d'une atrésie de l'œsophage. Dans les 7 autres cas, la dysphagie a constitué le maître symptôme conduisant au diagnostic.

La sténose était unique dans 9 cas et double chez un patient. Le siège de la sténose était le tiers inférieur chez 6 patients (60%), la jonction tiers moyen – tiers inférieur dans 1 cas, le tiers moyen dans 1 cas et le tiers supérieur dans 1 cas. La double sténose a intéressé les tiers moyen et inférieur de l'œsophage.

Nos patients se répartissent, selon la classification de Ramesh, en 6 cas de type I dont 2 de type Ia, un cas de type II et 3 cas de type III, tous de type IIIa.

Le traitement a comporté deux volets :

    1- La chirurgie : Trois patients ont été opérés :

☞ Un d'emblée puisque la sténose était très serrée et la dilatation, qui se faisait exclusivement aux bougies, était jugée impossible.

☞ Deux patients après échec des dilatations œsophagiennes aux bougies à raison de deux à trois séances pour chaque malade.

Les suites opératoires ont été marquées par l'apparition d'une sténose anastomotique qui a bien répondu aux dilatations dans 1 cas et d'un RGO qui a régressé sous traitement médical dans un autre.

L'examen anatomopathologique chez ces 3 patients a confirmé le diagnostic de sténose congénitale de l'œsophage en montrant un diaphragme membraneux tapissé d'un épithélium malpighien sain dans un cas et une hétérotopie trachéo-bronchique chez deux patients, avec du tissu cartilagineux chez un patient et des glandes trachéo-bronchiques chez l'autre.

    2- Les dilatations : Elles ont constitué le seul traitement chez 7 patients et ont été réalisées par des bougies dans 4 cas et des sondes à ballonnet dans 6 cas (dont un après échec des dilatations aux bougies).

Le résultat a été bon dans tous les cas au prix d'un taux élevé de perforation (4 cas/9). Ces perforations ont été notées exclusivement avec les dilatations pneumatiques et ont toutes bien évolué sous traitement médical.

Au dernier contrôle en 2003, l'âge de nos patients variait entre 3 et 29 ans. Une guérison complète aussi bien sur le plan clinique (alimentation diversifiée sans aucune dysphagie) que radiologique (absence de sténose oesophagienne sur le

TOGD) a été obtenue chez 4 patients. Une évolution favorable (disparition de la symptomatologie clinique malgré la persistance sur le TOGD d'une image de sténose très modérée) a été obtenue dans 5 cas. Le dernier malade a évolué favorablement mais le manque de recul (perdu de vue après 6 mois) ne permet pas de juger de la qualité du résultat final. Le recul varie de 6 mois à 15 ans avec un recul moyen de 3 ans ½.

La révélation de la SCO se fait dans plus du tiers des cas à la période néonatale. Pour la majorité des autres cas, l'âge de passage d'une alimentation liquide (lait) vers une alimentation plus solide (6 mois en moyenne) constitue un moment important pour l'apparition des signes cliniques amenant à la découverte de la sténose. C'est une pathologie qui s'associe fréquemment à un retard diagnostique souvent important, ne se révélant parfois qu'à l'âge adulte.

Dans notre série, en dehors des découvertes néonatales dans les suites opératoires immédiates d'une atrésie de l'œsophage (3 cas), l'âge moyen de début des signes a été de 6 mois ½, ce qui est compatible avec les données de la littérature. Par contre, l'âge moyen du diagnostic était de 5 ans ½, ce qui dénote d'un retard diagnostique pouvant être en rapport avec un faux diagnostic initial ou avec un retard de consultation. Les deux sexes étaient également touchés avec 5 filles et 5 garçons.

La dysphagie constitue le maître symptôme. Elle peut être de révélation aigue lors d'accident de blocage alimentaire ou de corps étranger, ou progressive. Les vomissements, les régurgitations et les complications respiratoires telles que les broncho-pneumopathies récidivantes ou une toux chronique sont le mode de révélation habituel chez le nouveau né. Dans notre série, la dysphagie a été constatée chez tous les malades à un moment donné de leur évolution. Un blocage alimentaire et des complications respiratoires ont été notés dans 6 cas chacun. Ces résultats concordent avec ceux de la littérature.

Seule l'étude anatomopathologique de la pièce opératoire peut apporter la preuve formelle de l'origine congénitale de la sténose œsophagienne. En absence de celle-ci, un faisceau d'arguments cliniques et para cliniques orientent vers ce diagnostic. L'association à des malformations de développement de l'intestin primitif antérieur (atrésie de l'œsophage, fistule oeso-trachéale, duplication œsophagienne) représente un élément majeur pour le diagnostic positif car elle conforte l'hypothèse congénitale de la sténose œsophagienne. Le TOGD confirme la présence d'une sténose œsophagienne qui est habituellement bien centrée, régulière, plus ou moins serrée et d'étendue variable. Il permet aussi de préciser le siège de cette sténose, de suivre son évolution et d'éliminer une malposition cardio-tubérositaire et un reflux gastro-œsophagien. L'examen endoscopique note l'aspect du rétrécissement habituellement centré et souple et précise son caractère cathétérisable ou non. Il doit vérifier l'absence de reflux gastro-œsophagien et étudier l'aspect de la muqueuse au dessous de la sténose à la recherche d'une œsophagite peptique. Récemment, des auteurs Japonais ont montré que l'étude écho endoscopique de l'œsophage présente un intérêt majeur dans le diagnostic positif des sténoses congénitales de l'œsophage en montrant des anomalies de structure de la paroi œsophagienne, ce qui peut avoir un intérêt capital dans le choix de la modalité thérapeutique.

Les malformations associées aux sténoses congénitales de l'œsophage sont fréquentes, observées dans 17 à 36% des cas et sont généralement le résultat d'une anomalie de séparation de l'intestin antérieur en trachée et œsophage. Quatre malformations ont été notées chez 3 de nos patients, soit 30% des cas. Il s'agissait dans tous les cas d'une atrésie de l'œsophage type III, associée dans un cas à une agénésie radiale bilatérale.

Le traitement de la sténose congénitale de l'œsophage dépend de son type anatomique et se base essentiellement sur la chirurgie ou les dilatations instrumentales et plus rarement sur le traitement endoscopique. La dilatation constitue le traitement de première intention pour la plupart des auteurs et son indication préférentielle est la sténose par hypertrophie fibro-musculaire. La dilatation par sondes à ballonnets représente actuellement la technique de choix. La chirurgie est souvent proposée après échec des dilatations et parfois même de première intention surtout pour les sténoses par hétérotopie trachéo-bronchique.

*Conclusion*

L'intervention la plus pratiquée est la résection de la sténose suivie d'une anastomose oesophagienne termino-terminale. Cette attitude est d'autant plus justifiée lorsqu'on dispose de l'écho endoscopie qui permet de confirmer l'hétérotopie. La sténose par diaphragme membraneux représente l'indication idéale pour le traitement endoscopique.

Les études récentes montrent que les indications opératoires sont de plus en plus fréquentes avoisinant 70% des cas dans les dernières séries publiées.

Dans notre série, le traitement chirurgical a été proposé de première intention chez un seul patient étant donné que la dilatation de la sténose était jugée impossible. Ce patient a eu une résection - anastomose et l'étude histologique de la pièce opératoire a confirmé l'hétérotopie trachéo-bronchique. Chez les 9 autres patients, le traitement a été commencé par des dilatations aux bougies dans 4 cas et des dilatations pneumatiques dans 5 cas. Deux de ces patients ont du être opérés (résection - anastomose œsophagienne) après échec des dilatations aux bougies. L'étude histologique a montré chez le premier une hétérotopie trachéo-bronchique et chez le deuxième un diaphragme membraneux. Pour les 7 patients traités exclusivement par dilatation, le résultat a été favorable dans tous les cas au prix d'un taux élevé de perforation (4 cas/9).

L'évolution à moyen et long termes est dans la majorité des cas favorable. Le risque de récidive de la sténose congénitale de l'œsophage est nul après chirurgie. Après dilatation, même si le résultat initial est favorable, la rechute est possible pouvant parfois conduire à la chirurgie.

La sténose congénitale de l'œsophage est une pathologie rare dont le diagnostic est parfois difficile. Elle doit être évoquée devant toute sténose de l'œsophage sans RGO ni notion d'ingestion de caustique. Son traitement repose sur les dilatations et/ou la chirurgie et son évolution est le plus souvent favorable.

## Références

1. Nihoul-Fékété C, De Backer A, Lortat-Jacob S, et al. Congenital esophageal stenosis. A review of 20 cases. Pediatr Surg Int 1987;2 86-92.
2. Murphy SG, Yazbeck S, Russo P. Isolated congenital esophageal stenosis. J Pediatr Surg 1995;30(8):1238-1241.
3. Diab N, Daher P, Ghorayeb Z, et al. Congenital esophageal stenosis. Eur J Pediatr Surg 1999;9(3):177-181.
4. Marmuse JP, Cavillon A, Mrejen G, et al. [Congenital stenosis of the esophagus due to tracheobronchial heterotopia. Review of the literature. Apropos of a case]. Ann Chir 1993;47(2):190-195.
5. Laforge B. Atrésie de l'œsophage et sténose congénitale de l'œsophage: Thèse Médecine 1994, Lille (N° : 94LILM046). 1994.
6. Ramesh JC, Ramanujam TM, Jayaram G. Congenital esophageal stenosis: report of three cases, literature review, and a proposed classification. Pediatr Surg Int 2001;17(2-3):188-192.
7. Mcheik JN, Levard G. Pathologie chirurgicale congénitale de l'œsophage. Encycl Méd Chir, Pédiatrie, 4-017-A-10, 2001, 26p 2001.
8. Konstantinidou AE, Agapitos E, Korkolopoulou P, et al. Tracheoesophageal malformation: pathogenetic evidence provided by two cases. Teratology 2001;63(1):11-14.
9. Desnos J, Dubin J, Coupris L, et al. Malformations congénitales de l'oesophage Encycl Méd Chir (Paris France) Gastro-entérologie, 9-015-A-05, Oto-rhino-laryngologie, 20-810-A-10, 1994, 9p 1994.
10. Kluth D, Steding G, Seidl W. The embryology of foregut malformations. J Pediatr Surg 1987;22(5):389-393.
11. Cymes K, Vissuzaine C, Walker F, et al. [Esophageal anomalies developed from tracheobronchial remnants. Reports of two cases with delayed diagnosis in adults]. Ann Pathol 1993;13(5):324-327.

*Références*

12. Pokieser P, Schima W, Schober E, et al. Congenital esophageal stenosis in a 21-year-old man: clinical and radiographic findings. AJR Am J Roentgenol 1998;170(1):147-148.

13. Grabowski ST, Andrews DA. Upper esophageal stenosis: two case reports. J Pediatr Surg 1996;31(10):1438-1439.

14. Harrison CA, Katon RM. Familial multiple congenital esophageal rings: report of an affected father and son. Am J Gastroenterol 1992;87(12):1813-1815.

15. Il'na EG, Lur'e IV. [Genetics of congenital esophageal defects]. Tsitol Genet 1984;18(6):463-464.

16. Singaram C, Sweet MA, Gaumnitz EA, et al. Peptidergic and nitrinergic denervation in congenital esophageal stenosis. Gastroenterology 1995;109(1):275-281.

17. Ibrahim AH, Al Malki TA, Hamza AF, et al. Congenital esophageal stenosis associated with esophageal atresia: new concepts. Pediatr Surg Int 2007;23(6):533-537.

18. Vergos M, Chapuis O, Lhomme Desages B, et al. [Congenital stenosis of the esophagus. A rare diagnosis in children and adults]. J Chir 1992;129(1):16-19.

19. Pear BL. Congenital esophageal stricture due to cartilaginous rests: AJR Am J Roentgenol. 1998 Aug;171(2):521-2.

20. Amae S, Nio M, Kamiyama T, et al. Clinical characteristics and management of congenital esophageal stenosis: a report on 14 cases. J Pediatr Surg 2003;38(4):565-570.

21. Longstreth GF, Wolochow DA, Tu RT. Double congenital midesophageal webs in adults. Dig Dis Sci 1979;24(2):162-165.

22. Sandgren K, Malmfors G. Balloon dilatation of oesophageal strictures in children. Eur J Pediatr Surg 1998;8(1):9-11.

23. Sarihan H, Abes M. Congenital esophageal stenosis. J Cardiovasc Surg 1997;38(4):421-423.

24. Groote AD, Laurini RN, Polman HA. A case of congenital esophageal stenosis. Hum Pathol 1985;16(11):1170-1171.

25. Pai GK, Pai PK, Kini AU, et al. Membranous type of esophageal atresia at the cardiac end of the esophagus: a case report. J Pediatr Surg 1987;22(11):986-987.

26. Helardot PG, de Moulliac JV, Bienayme J, et al. [A rare form of congenital esophageal stenosis: abortive esophageal atresia (author's transl)]. Chir Pediatr 1982;23(2):73-74.

27. Tabira Y, Yasunaga M, Sakaguchi T, et al. Adult case of squamous cell carcinoma arising on congenital esophageal stenosis due to fibromuscular hypertrophy. Dis Esophagus 2002;15(4):336-339.

28. Barthelemy C, Allard D, Claudy A, et al. [Esophageal stenosis and bullous epidermolysis. Endoscopic treatment]. Pediatrie 1991;46(2):149-152.

29. Dubin J, Duverne C, Laccourreye L. Diagnostic des sténoses de l'oesophage de l'enfant. Encycl Méd Chir Oto-rhino-laryngologie ; 1997 20-826-A-10 :5p 1997.

30. Elmaleh M, Garel C, Francois M. [Dysphagia in children. Imaging]. Ann Radiol 1994;37(7-8):488-493.

31. Belarbi N, Sebag G, Holvoet L, et al. [Left aortic arch with right descending aorta and right ligamentum arteriosum in an infant]. J Radiol 1998;79(1):61-63.

32. Karnak I, Senocak ME, Tanyel FC, et al. Achalasia in childhood: surgical treatment and outcome. Eur J Pediatr Surg 2001;11(4):223-229.

33. Bar-Maor JA, He YR, Li D. Barrett's epithelium with complete stricture of the esophagus: hypothesis of its etiology. J Pediatr Surg 1995;30(6):893-895.

34. Kang SG, Song HY, Lim MK, et al. Esophageal rupture during balloon dilation of strictures of benign or malignant causes: prevalence and clinical importance. Radiology 1998;209(3):741-746.

35. McNally PR, Collier EH, 3rd, Lopiano MC, et al. Congenital esophageal stenosis. A rare cause of food impaction in the adult. Dig Dis Sci 1990;35(2):263-266.

36. Morger R, Muller M, Sennhauser F, et al. Congenital esophagostenosis. Eur J Pediatr Surg 1991;1(3):142-144.

37. Petit P, Borde J, Gubler JP, et al. [Congenital stricture of the esophagus. 21 cases]. Ann Chir Infant 1970;11(3):153-170.

38. Gruner M, Balquet P, Chaouachi B, et al. Malformations congénitales de l'œsophage. Encycl Méd Chir Est Int, 1979, 9200, M10, 11 1979.

39. Bhaskar SK, Bin-Sagheer S, Brady PG. Congenital esophageal stenosis. Dig Dis 2000;18(3):186.

40. Takamizawa S, Tsugawa C, Mouri N, et al. Congenital esophageal stenosis: Therapeutic strategy based on etiology. J Pediatr Surg 2002;37(2):197-201.

41. Younes Z, Johnson DA. Congenital esophageal stenosis: clinical and endoscopic features in adults. Dig Dis 1999;17(3):172-177.

42. Oh CH, Levine MS, Katzka DA, et al. Congenital esophageal stenosis in adults: clinical and radiographic findings in seven patients. AJR Am J Roentgenol 2001;176(5):1179-1182.

43. Ortiz V, Ponce M, Arguello L, et al. Congenital oesophageal stenosis: an atypical presentation in a young woman. Eur J Gastroenterol Hepatol 2003;15(2):199-200.

44. Dominguez R, Zarabi M, Oh KS, et al. Congenital oesophageal stenosis. Clin Radiol 1985;36(3):263-266.

45. Olguner M, Ozdemir T, Akgur FM, et al. Congenital esophageal stenosis owing to tracheobronchial remnants: a case report. J Pediatr Surg 1997;32(10):1485-1487.

46. Kawahara H, Imura K, Yagi M, et al. Clinical characteristics of congenital esophageal stenosis distal to associated esophageal atresia. Surgery 2001;129(1):29-38.

47. Neilson IR, Croitoru DP, Guttman FM, et al. Distal congenital esophageal stenosis associated with esophageal atresia. J Pediatr Surg 1991;26(4):478-481.

48. Snyder CL, Bickler SW, Gittes GK, et al. Esophageal duplication cyst with esophageal web and tracheoesophageal fistula. J Pediatr Surg 1996;31(7):968-969.

49. Ategbo S, Turck D, Bouchez MC, et al. [Radiological case of the month. Esophageal atresia and congenital esophageal stenosis]. Arch Pediatr 1995;2(11):1116-1118.

50. Kaye RD, Towbin RB. Imaging and intervention in the gastrointestinal tract in children. Gastroenterol Clin North Am 2002;31(3):897-923.

51. Vasudevan SA, Kerendi F, Lee H, et al. Management of congenital esophageal stenosis. J Pediatr Surg 2002;37(7):1024-1026.

52. Ollier P, Menu Y, Scherrer A. Exploration de l'oesophage Encycl Méd Chir Radiodiagnostic IV, 33060A10, 11-1989, 14p 1989.

53. Kouchi K, Yoshida H, Matsunaga T, et al. Endosonographic evaluation in two children with esophageal stenosis. J Pediatr Surg 2002;37(6):934-936.

54. Usui N, Kamata S, Kawahara H, et al. Usefulness of endoscopic ultrasonography in the diagnosis of congenital esophageal stenosis. J Pediatr Surg 2002;37(12):1744-1746.

55. Homnick DN. H-type tracheoesophageal fistula and congenital esophageal stenosis. Chest 1993;103(1):308-309.

56. Nishina T, Tsuchida Y, Saito S. Congenital esophageal stenosis due to tracheobronchial remnants and its associated anomalies. J Pediatr Surg 1981;16(2):190-193.

57. Newman B, Bender TM. Esophageal atresia/tracheoesophageal fistula and associated congenital esophageal stenosis. Pediatr Radiol 1997;27(6):530-534.

58. Yeung CK, Spitz L, Brereton RJ, et al. Congenital esophageal stenosis due to tracheobronchial remnants: a rare but important association with esophageal atresia. J Pediatr Surg 1992;27(7):852-855.

59. Helardot PG, Bargy F, Manach Y, et al. [Laryngo-tracheo-esophageal cleft associated with missed atresia]. Chir Pediatr 1985;26(2):112-113.

*Références*

60. Anton-Pacheco J, Cano I, Vilarino A, et al. [Congenital esophageal stenosis associated with corneosclera]. Cir Pediatr 1991;4(3):161-163.

61. Cohen SR, Thompson JW, Sherman NJ. Congenital stenosis of the lower esophagus associated with leiomyoma and leiomyosarcoma of the gastrointestinal tract. Ann Otol Rhinol Laryngol 1988;97(5 Pt 1):454-459.

62. Vaysse P, Guitard J, Moscovici J, et al. [Esophageal stenosis with tracheo-bronchial heterotopy. Apropos of 3 cases]. Chir Pediatr 1985;26(5):274-278.

63. Anderson KD, Acosta JM, Meyer MS, et al. Application of the principles of myotomy and strictureplasty for treatment of esophageal strictures. J Pediatr Surg 2002;37(3):403-406.

64. Guo W, Fonkalsrud EW, Swaniker F, et al. Relationship of esophageal anastomotic tension to the development of gastroesophageal reflux. J Pediatr Surg 1997;32(9):1337-1340.

65. Ferraro F, Turck D, Gottrand F, et al. Dilatations de l'œsophage par les bougies de Savary : expérience chez 34 enfants. Annales de pédiatrie 1995;42(9):552-561.

66. Shorter NA, Mooney DP, Vaccaro TJ, et al. Hydrostatic balloon dilation of congenital esophageal stenoses associated with esophageal atresia. J Pediatr Surg 2000;35(12):1742-1745.

67. Yeming W, Somme S, Chenren S, et al. Balloon catheter dilatation in children with congenital and acquired esophageal anomalies. J Pediatr Surg 2002;37(3):398-402.

68. Huet F, Mougenot JF, Saleh T, et al. [Esophageal dilatation in pediatrics: study of 33 patients]. Arch Pediatr 1995;2(5):423-430.

69. Feng FH, Kong MS. Congenital esophageal stenosis treated with endoscopic balloon dilation: report of one case. Acta Paediatr Taiwan 1999;40(5):351-353.

70. Huchzermeyer H, Burdelski M, Hruby M. Endoscopic therapy of a congenital oesophageal stricture. Endoscopy 1979;11(4):259-262.

71. Mares AJ, Bar-Ziv J, Lieberman A, et al. Congenital esophageal stenosis. Transendoscopic web incision. J Clin Gastroenterol 1986;8(5):555-558.

*Références*

72. Roy GT, Cohen RC, Williams SJ. Endoscopic laser division of an esophageal web in a child. J Pediatr Surg 1996;31(3):439-440.

73. Pumberger W, Geissler W, Horcher E. [Congenital oesophageal stenosis due to tracheobronchial remnants]. Chirurg 1999;70(9):1031-1035.

74. Todani T, Watanabe Y, Mizuguchi T, et al. Congenital oesophageal stenosis due to fibromuscular thickening. Z Kinderchir 1984;39(1):11-14.

75. Ouanes I, Mekki M, Jouini R, et al. [Congenital esophageal stenosis due to tracheobronchial remnants: report of 2 cases and literature review]. Arch Pediatr 2006;13(7):1043-1046.

76. Orringer MB, Stirling MC. Cervical esophagogastric anastomosis for benign disease. Functional results. J Thorac Cardiovasc Surg 1988;96(6):887-893.

77. Kawahara H, Oue T, Okuyama H, et al. Esophageal motor function in congenital esophageal stenosis. J Pediatr Surg 2003;38(12):1716-1719.

78. Roland E, Jacob L. Anesthésie-réanimaton en chirurgie de l'œsophage. Encycl Méd Chir, Anesthésie – Réanimation, 36-575-A-10, 2002, 15p 2002.

79. Memmi F. Dilatation pneumatique des sténoses oesophagiennes chez l'enfant. A propos de 50 cas. : Thèse de docteur en Médecine, Faculté de Médecine de Tunis 2002.; 2002.

80. Rohl L, Aksglaede K, Funch-Jensen P, et al. Esophageal rings and strictures. Manometric characteristics in patients with food impaction. Acta Radiol 2000;41(3):275-279.

81. Panieri E, Millar AJ, Rode H, et al. Iatrogenic esophageal perforation in children: patterns of injury, presentation, management, and outcome. J Pediatr Surg 1996;31(7):890-895.

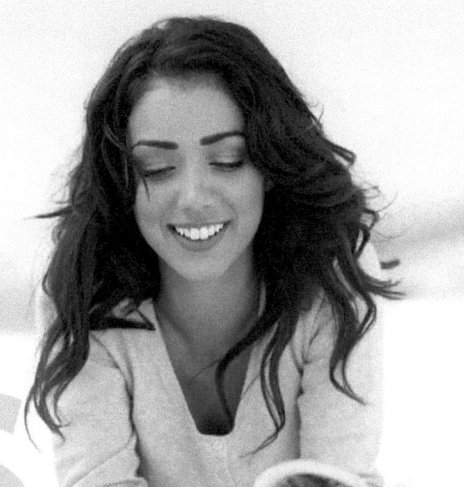

Oui, je veux morebooks!

# i want morebooks!

Buy your books fast and straightforward online - at one of the world's fastest growing online book stores! Environmentally sound due to Print-on-Demand technologies.

## Buy your books online at
## www.get-morebooks.com

Achetez vos livres en ligne, vite et bien, sur l'une des librairies en ligne les plus performantes au monde!
En protégeant nos ressources et notre environnement grâce à l'impression à la demande.

## La librairie en ligne pour acheter plus vite
## www.morebooks.fr

OmniScriptum Marketing DEU GmbH
Heinrich-Böcking-Str. 6-8
D - 66121 Saarbrücken
Telefax: +49 681 93 81 567-9

info@omniscriptum.de
www.omniscriptum.de

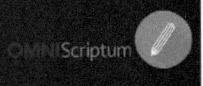

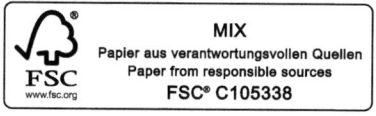

Printed by Books on Demand GmbH, Norderstedt / Germany